Jesko Wilke

Guten Morgen, Latte!

GOLDMANN
Lesen erleben

Jesko Wilke

Guten Morgen, Latte!

Das große Buch vom Penis und was sonst noch dranhängt

GOLDMANN

Originalausgabe

Dieses Buch ist auch als E-Book erhältlich.

FSC www.fsc.org MIX Papier aus verantwortungsvollen Quellen FSC® C083411

Verlagsgruppe Random House FSC® N001967

1. Auflage
Originalausgabe August 2018

Umschlaggestaltung: UNO Werbeagentur, München,
unter Verwendung eines Motivs von FinePic®, München
Illustrationen im Innenteil: © Medienprojekte München
DF · Herstellung: kw
Satz: Uhl + Massopust, Aalen
Druck und Einband: CPI books GmbH, Leck
Printed in the Czech Republic
978-3-442-15960-4
www.goldmann-verlag.de

Besuchen Sie den Goldmann Verlag im Netz

Für Cindy und Claudia

Inhalt

Vorwort

Als Autor wird man von seinen Freunden und Bekannten hin und wieder gefragt, woran man gerade arbeitet. In den vergangenen sechs Monaten lautete meine Antwort wahrheitsgemäß: »An einem Buch über den Penis.« Dazu machte ich ein möglichst unauffälliges Gesicht und wartete auf die Reaktionen. Meist trat eine kurze Pause ein, in der mein Gegenüber prüfte, ob sie oder er richtig verstanden hatte. Da man an dem Wort »Penis« jedoch nicht viel falsch verstehen kann, folgte dann meist ein ungläubiges »Echt!?«

Anschließend hing es davon ab, welchen Vertreter der Gattung Mensch ich vor mir hatte – mit oder ohne Penis. Handelte es sich um eine Frau, wich die Überraschung meist lebhafter Neugier (»Das klingt spannend! Und was wird da so alles drinstehen?«). Die Männer schienen mein Projekt eher skeptisch zu betrachten. Ihr Interesse wurde von einem unterschwelligen Argwohn begleitet, den ich zunächst nicht recht zu deuten wusste.

Ein guter Freund brachte mich schließlich auf die Spur. Er meinte: »Die meisten Männer pflegen ein ziemlich intimes Verhältnis zu ihrem Schwanz, sind stark mit diesem Körperteil identifiziert. Manche sprechen sogar mit ihm. Vielleicht fürchten wir, du könntest zu viel ausplaudern, Geheimnisse preisgeben, so dass wir am Ende völlig nackig dastehen.« Das leuchtete mir ein. Schließlich war ich dabei, ein umfassendes Werk zu verfassen und bemühte mich, darin wirklich alle Aspekte zum Thema Penis zu behandeln.

Doch es war zu spät. Der Vertrag war unterschrieben und die ersten hundert Seiten bereits fertig. Ich konnte nicht zurück. Außerdem machte mir die Arbeit an diesem Buch viel Spaß. Und ich finde, der Penis, dieses kleine Wunderwerk aus Bindegewebe, Schwellkörpern und Nerven, hat die Aufmerksamkeit auch verdient. Schließlich gäbe es uns Menschen nicht ohne das Fortpflanzungsorgan des Mannes. Der Zeugungsfähigkeit unserer Väter, Großväter und Urgroßväter (und natürlich der Empfängnisbereitschaft der Mütter) haben wir es zu verdanken, dass wir existieren. Der Kult um den Penis hat durchaus seine Berechtigung. Ohne Penis keine Menschheit – so einfach ist das!

Ohne Fortpflanzung, egal mit welcher Art oder Gattung wir es in der belebten Natur zu tun haben, kann nichts und niemand überleben – nicht einmal Moose und Farne. Fortpflanzung bedeutet nichts anderes als die Weitergabe genetischer Informationen. In diesem Bauplan stecken sämtliche Details. Natürlich gilt das auch für uns Menschen. Genauer gesagt, für den Menschenmann. Nur wenn er über eine ausreichende Zahl gesunder Spermien verfügt, kann er sich fortpflanzen und trägt somit zum Fortbestand der Gattung bei. Ist diese Voraussetzung erfüllt, wird nur noch ein Werkzeug benötigt, das geeignet ist, die Erbinformation zu übertragen – und das ist der Penis! Er sorgt für den Transport des Erbmaterials an den alles entscheidenden Ort des Geschehens, tief im Inneren der Frau. Hier findet die Verschmelzung zwischen dem leistungsfähigsten Spermium und der reifen Eizelle statt, in deren Folge ein neuer Mensch entsteht.

Bei genauerer Untersuchung dieses Vorgangs stieß ich auf einige interessante Fakten: Während bei »ihm« die Erregung ganz offensichtlich ist, sieht man »ihr« die Lust nicht ohne weiteres an. Auch benötigt »er« einen Orgasmus, um seinen Samen herauszuschleudern und so seine Zeugungspflicht zu erfüllen, die Frau jedoch nicht. Ob sie Spaß dabei hat, spielt im Akt der Fortpflanzung eine untergeordnete Rolle. Jedenfalls klappt die Befruchtung auch, ohne dass sie zum Höhepunkt kommt. Der weibliche Orgasmus ist eher das Sahnehäubchen, das die Sache perfekt macht. Notwendig, um zu empfangen, ist er nicht. Die Aufgabe der Frau besteht vielmehr darin, eine reife Eizelle bereitzustellen. Wann das passiert, ist für den Mann allerdings schwer erkennbar – ob »er« gekommen ist, für »sie« jedoch schon. Mein Fazit: Was die Sexualität betrifft, sind Männer ziemlich berechenbar, während »sie« vergleichsweise undurchschaubar bleibt. Bezeichnend finde ich auch, dass sich Millionen von Spermien um eine einzige Eizelle kloppen. Man stelle sich das einmal umgekehrt vor: Millionen von Eizellen auf der Jagd nach einem einzigen Spermium – was für ein Gedanke!

Alles in allem ist so ein Penis eine ziemlich reelle Sache: geradeheraus, unverfälscht, ehrlich und durchschaubar. Einfach liebenswert! Ich vermute jedoch, dass Frauen zu ihrer Vagina ein ähnlich intimes Verhältnis pflegen. Auch sie sind stark mit diesem Körperteil identifiziert. Manche sprechen sogar mit ihr. Vielleicht würde ein Buch über die Vagina die gleiche Reaktion auslösen, nur umgekehrt: Männer wären äußerst interessiert und Frauen eher skeptisch.

Teil I:
Der Penis

1. Das Ding und seine Anatomie

Bauplan eines kleinen Wunderwerks

Schauen wir uns den Penis einmal genauer an. Unabhängig von seiner Größe, Form und Farbe gliedert sich der menschliche Penis in drei Abschnitte: die Wurzel, den Schaft und die Eichel mit oder ohne Vorhaut.

Die Peniswurzel

Da der Penis beim Geschlechtsakt ganz schön gefordert wird, ist eine solide Verankerung mit seinem Besitzer unerlässlich. Für diesen Halt sorgen Muskeln, die die Peniswurzel (Radix) umschließen und das Glied mit dem Beckenboden und dem unteren Teil des Schambeins verbinden. Der Musculus bulbospongiosus schmiegt sich direkt um den Penisschaft, während der Musculus ischiocavernosus die Peniswurzel seitlich mit seinen zwei getrennten Strängen verstärkt. Neben einer guten Verankerung sorgt der Muskel mit dem unaussprechlichen Namen für eine Verstärkung der Erektion, indem er Druck auf die Basis der Schwellkörper ausübt. So steigt der Blutzufluss, während der venöse Blutabfluss gehemmt wird. Und schon sind wir mitten im Geschehen: In beiden Muskeln kommt es beim Orgasmus zu rhythmischen Kontraktionen, die sich als pulsierende Druckwelle im Harnröhrenschwellkörper fortsetzen und den Ausstoß der Samenflüssigkeit bei der Ejakulation fördern. Ein höchst komplizierter Vorgang, vulgär auch unter der Bezeichnung »abspritzen« bekannt.

Penisschaft

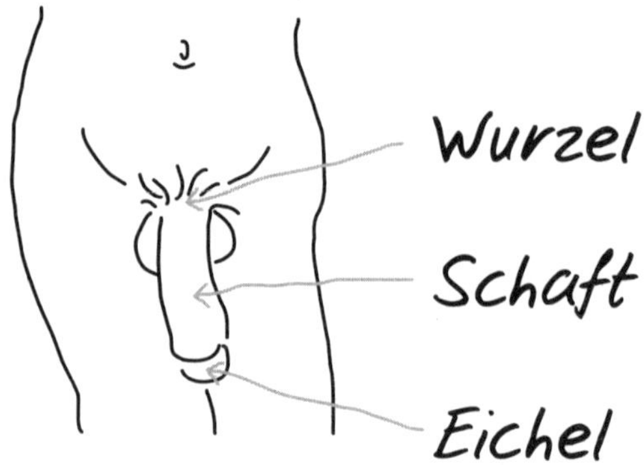

Eingebettet in den Peniskörper befinden sich drei wichtige Bauteile. Erstens die Schwellkörper: Der paarig angelegte Corpus cavernosum penis bildet die Grundlage jeder Erektion. Er liegt seitlich rechts und links an der Oberseite des Gliedes. Im Bereich der Peniswurzel teilt er sich in zwei Schenkel auf, die über Muskeln und Bänder mit der Bauchwand und der Schambeinfuge verbunden sind. Der dritte, kleinere Schwellkörper Corpus spongiosum penis verläuft an der Unterseite des Gliedes und umschließt die Harnröhre. Im erigierten Zustand wird er weniger steif und sorgt dafür, dass die Harnröhre während der Ejakulation durchgängig bleibt, sich also nicht verschließen kann.

An der Unterseite des Schwanzes verläuft eine Naht, die sogenannte Raphe. Das sieht lustig aus, als wenn der Beutel an dieser Stelle zusammengenäht worden wäre. Die Trennlinie ist gut zu erkennen, da sie stärker pigmentiert ist als das umliegende Gewebe und sich weiter über die Hoden fortsetzt. Es handelt sich um eine Verwachsungslinie aus der Embryonalzeit, die zeigt, dass auch der Penis wie alle Körperteile ursprünglich aus symmetrisch konzipierten Anlagen entstanden ist.

Kompliziertes Innenleben
Das Gewebe der Schwellkörper wird von einem dichten Geflecht von Gefäßen gebildet, das wiederum aus einer Vielzahl von eng aneinanderliegenden Hohlräumen besteht. Durch gleichzeitige Steigerung des Blutzuflusses und Drosselung des Blutabflusses wird die Blutmenge vergrößert, es kommt zu einer erheblichen Ausdehnung dieses Gewebes begleitet von einer Steigerung des Blutdrucks. Die Folge: Der Penis wird steif und richtet sich auf. Da die Harnröhre trotz Erektion innen durchgängig bleiben muss, wird sie von einem speziell konstruierten Schwellkörper umschlossen, der dafür sorgt, dass die Samenflüssigkeit ungehindert hindurchschießen kann. Anderenfalls würde es im entscheidenden Moment zu einem klassischen Rohrkrepierer kommen.

Die Eichel

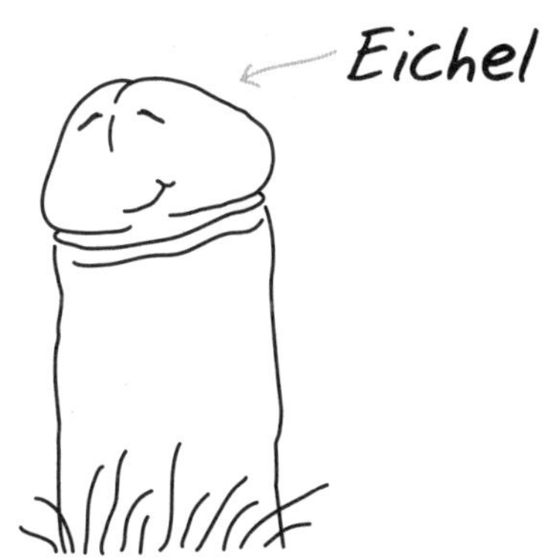

Die Eichel (Glans penis) bildet den Abschluss des dritten, die Harnröhre umschließenden Schwellkörpers. Dieser Bereich des Penis ist mit besonders vielen Nervenzellen ausgestattet und gehört zu den wichtigsten erogenen Zonen des Mannes. Der untere Eichelrand, auch Kranzfurche genannt, gilt als besonders erregbar. Die Haut der Eichel ist bei unbeschnittenen Männern extrem dünn und entsprechend empfindlich. Bei beschnittenen Männern, deren Eichel aufgrund der fehlenden Vorhaut einer ständigen mechanischen Reizung ausgesetzt ist, kommt es zu einer mehr oder weniger stark ausgeprägten Verhornung (siehe S. 206, Beschneidung).

Die Vorhaut

Die dünne, bewegliche Haut, die das Glied umschließt, bildet an der Eichel die sogenannte Vorhaut (Praeputium). Dieses Gewebe ist ebenfalls stark von Nerven durchzogen und bildet zusammen mit der Eichel das Zentrum des Lustempfindens beim Mann. Kommt es zu einer Erektion, vergrößert sich das Glied und wächst in die Länge. Dabei zieht sich die Vorhaut deutlich zurück, sodass bei den meisten Männern die Eichel hervortritt. Ein kleines Bändchen (Frenulum praeputii) an der Unterseite der Eichel verhindert, dass sich die Vorhaut zu stark zurückschieben kann.

An der Spitze der Eichel endet die Harnröhre. Sie dient der Entleerung der Blase und transportiert auf dem Höhepunkt des sexuellen Aktes auch die Samenflüssigkeit nach außen.

Spermienkonkurrenz ausschalten

Die sogenannte Kranzfurche bildet den Übergang zwischen Eichel und Penisschaft. Diese Verdickung hat eine entwicklungsgeschichtlich interessante Funktion. Ursprünglich diente sie nämlich der Entfernung konkurrierenden Spermas aus der Vagina einer Paarungspartnerin. Durch die Bewegung des Penis beim Geschlechtsakt wurde das »fremde« Sperma mit Hilfe dieses Wulstes wieder herausbefördert – ein Vorgang, der Sinn macht, wenn kurz hintereinander mehrere Männchen ein Weibchen begatten und dadurch eine Spermienkonkurrenz besteht.

Mit Penisstacheln zum Erfolg

Eine besonders effektive Möglichkeit, ein befruchtungsbereites Weibchen gegen Mitbewerber zu verteidigen, sind sogenannte Penisstacheln, die für eine unlösbare Verbindung zwischen den Sexpartnern sorgen. Solche Hornbildungen befinden sich zum Beispiel am Penis von Katzenmännchen, also Katern. Hammermäßig: Auch bei etwa 10 Prozent aller Menschenmänner findet sich am Eichelrand eine Vielzahl kleiner vorstehender Punkte, die sogenannten Hornzipfel – ein Relikt aus früheren Zeiten.

Beckenbodentraining

Der Musculus ischiocavernosus gehört zu dem Muskelkomplex des Beckenbodens und lässt sich auch willkürlich anspannen und trainieren. Viele Gründe machen dieses spezielle Training auch für Männer interessant. So kann regelmäßiges Üben zu länger anhaltenden und härteren Erektionen verhelfen. Außerdem ermöglicht eine starke Beckenbodenmuskulatur eine bessere Kontrolle des Ejakulationsreflexes. Ein gutes Mittel also gegen vorzeitigen Samenerguss, das gleichzeitig für ein stärkeres sexuelles Erleben sorgt – bei beiden! Selbst eine alters- oder krankheitsbedingte Inkontinenz lässt sich durch Beckenbodentraining verbessern oder sogar beheben.

So geht's:

Wo? Wer eine bestimmte Muskelgruppe trainieren will, muss zunächst einmal herausfinden, um welche es sich überhaupt handelt. Wo befindet sich der Beckenboden eigentlich? Eine gute Unterstützung besteht darin, den betreffenden Bereich gleichzeitig zu ertasten und anzuspannen bzw. zu entspannen. Dazu begibt man sich zunächst in die Rückenentspannungslage. Legen Sie sich auf einem dicken Teppich oder einer Yogamatte auf den Rücken, die Beine angewinkelt und erhöht, so dass der Rücken, die Oberschenkel und die Unterschenkel jeweils rechte Winkel ergeben. Wer schon einmal einen Hexenschuss hatte, kennt diese Position als »Stufenlagerung«. Hilfreich ist ein Stuhl oder Hocker in der richtigen Höhe, auf dem Sie die Unterschenkel ablegen können. Die Beckenbodenmuskulatur lässt sich am besten am Damm, also zwischen Hodensack und After, ertasten.

Wie? Positionieren Sie Ihre Hand in diesem Bereich und spannen Sie die Muskeln an, mit denen Sie den Harnstrahl beim Urinieren unterbrechen würden. Fühlen Sie die Anspannung mit Ihrer Hand? Halten Sie die Spannung für ein paar Sekunden, zum Beispiel indem Sie langsam bis drei zählen. Dann entspannen Sie sich wieder.

Wie oft? Wiederholen Sie die Übung zu Beginn täglich etwa fünf bis zehn Mal. Nach ein bis zwei Wochen können Sie die Wiederholungen langsam steigern. Konzentrieren Sie sich zunehmend auch auf die Intensität der Anspannung.

Am Ende jeder Übung sollten Sie den Bereich zwischen Hoden und After mit leichtem Druck und kreisenden Bewegungen massieren.

Und dann? Sobald Sie ein wenig Übung mit der Kontrolle Ihrer Beckenbodenmuskulatur haben, können Sie die Übung auch im Stehen, Sitzen oder Liegen durchführen – wann immer Sie wollen.

Was bringt das? Fortgeschrittene können mit Hilfe ihrer kräftigen Beckenbodenmuskulatur den Orgasmus hinausschieben oder verhindern. Durch die so gewonnene Kontrolle lässt sich das sexuelle Erleben erfreulich in die Länge ziehen.

Trainingsprogramm im Schlaf
Warum nächtliche Erektionen wichtig sind

Eine Erektion ist grundsätzlich das Ergebnis sexueller Erregung. Doch es gibt eine Ausnahme: Erektionen während der Schlafs haben nichts mit sexuellen Träumen oder Fantasien zu tun und führen weder zu einem Orgasmus noch zu einem Samenerguss. Wie und warum Männer während der Nacht regelmäßig einen Steifen bekommen, ist derzeit noch nicht vollständig geklärt. Was wir wissen: Diese Form der Erektion tritt bereits im Kindesalter auf und bleibt Männern bis ins hohe Alter erhalten. Drei bis sechs Erektionen sind es im Schnitt pro Nacht, manchmal dauern sie über eine halbe Stunde lang. Doch sie treten nur in einer bestimmten Schlafphase auf. Schlafforscher unterscheiden zwei Phasen, den Non-REM-Schlaf, zu dem der Leicht- und Tiefschlaf zählen, und den REM-Schlaf, der auch Traumschlaf genannt wird. Die beiden Phasen werden über die Intensität der Augenbewegung definiert. REM steht für Rapid Eye Movement, also schnelle Augenbewegungen. Beide Phasen wechseln sich während der Nacht permanent ab.

Das Besondere: Nächtliche Erektionen treten nur in REM-Phasen auf. Der Grund: Während dieser Phasen sinkt der Spiegel des Stresshormons Noradrenalin. Die Folge: Es fließt mehr Blut in den Penis. Wie die Regelung physiologisch genau abläuft, darüber ist sich die Forschung noch nicht im Klaren. Sicher scheint allerdings, dass die regelmäßigen nächtlichen Erektionen wichtig für die Gesunderhaltung der Funktion sind, denn durch sie wird eine gute Sauerstoffversorgung des Schwellkörpergewebes sichergestellt, was der Regeneration und Reparatur des speziellen Gefäßgeflechtes dient. Kurz gesagt: Nächtliche Erektionen sind eine Art automatischer Funktions-Check. Sie dienen der Gesunderhaltung und wirken dem Alterungsprozess entgegen.

Gesundheitsbeweis Morgenlatte

Ein Mann, der zu einer nächtlichen Erektion oder sogenannten Morgenlatte fähig ist, kann keine körperlich bedingte erektile Dysfunktion haben. Rein physisch ist die Funktionsfähigkeit des Penis nämlich gegeben. Wenn er also morgens feststellt, dass sein Penis vor ihm aufgestanden ist, kann er ganz beruhigt sein. Sollte er dennoch über Erektionsprobleme beim Sex klagen, muss er in Betracht ziehen, dass diese eher psychischer Natur sind.

Fälschlicherweise wird häufig angenommen, dass die morgendliche Erektion mit einer prall gefüllten Harnblase zusammenhängt. Das ist nicht der Fall (siehe oben). Es handelt sich vielmehr um eine Koinzidenz, also ein Zusammentreffen zweier Ereignisse, die keine Ursächlichkeit verbindet. Für den Betroffenen stellt das Phänomen allerdings ein kleines Problem dar, denn mit einer Erektion kann man nicht gut pinkeln – vor allem nicht im Sitzen! Da hilft nur etwas Geduld. Ein paar Minuten nach dem Aufstehen entspannt sich die Situation für gewöhnlich.

Nur die Länge zählt – nicht!

Lustig: Wenn es um den Penis geht, wird in den meisten Fällen die Größe zum Thema gemacht. Wie lang (und dick) ist er im Durchschnitt? Ab wann gilt er als zu klein? Wer hat den allergrößten? Kann man einen »Kleinen« größer machen? All diese Fragen werden auf den folgenden Seiten beantwortet! Mutter Natur mit ihrer obersten Präferenz, der Arterhaltung, würde indes ganz andere Fragen stellen: Wimmelt es in seinem Sperma von gesunden, agilen Samen? Wie oft kann er hintereinander? Hat er einen Schlag bei Frauen? Lassen sie ihn ran? Im Sinne der Evolution kommt es lediglich auf die Zahl der Nachkommen an. Größe und Form des Instrumentes sind zweitrangig. Hauptsache, das Ding funktioniert.

Jelqing: Massage mit XL-Effekt

Natürliche Penisverlängerung ganz ohne Operation oder andere Hilfsmittel? Angeblich funktioniert das, einfach durch regelmäßiges Dehnen und Massieren des Penis. Die uralte Massagetechnik des Jelqing stammt aus dem arabischen Raum und soll Teil des männlichen Initiationsritus gewesen sein – angeblich um die zukünftige Ehefrau in der Hochzeitsnacht mit einem besonders großen Phallus zu beeindrucken. De facto ähnelt die Dehnmassage dem Vorgang beim Melken (to jelq = englisch für melken). Wer einmal einem Bauern bei der Milchgewinnung zugeschaut hat, weiß im Grunde bereits, wie das funktioniert. Daumen und Zeigefinger umfassen die jeweilige Zitze vom Schaft her und drücken die Milch heraus. Für Männer gilt das gleiche Prinzip. Allerdings ist Vorsicht geboten: Das Gewebe soll ja nicht verletzt oder überstrapaziert werden. Vor allem in den ersten Wochen soll das Jelqing besonders sanft durchgeführt werden. Wer über ein paar Monate dranbleibt und täglich eine halbe Stunde trainiert, darf mit einer sichtbaren Verlängerung von rund zwei Zentimetern rechnen, heißt es in einer Studie. Doch das kleine Wunder beruht natürlich nicht auf echtem Wachstum. Das Gewebe wird lediglich gedehnt, vor allem die Bänder, mit denen der Penis am Becken aufgehängt ist. Vorsicht ist also geboten, denn diese Technik birgt die Gefahr von Verletzungen – vor allem durch übermäßigen Ehrgeiz. Männer neigen bekanntlich dazu, sich mehr zuzumuten, als ihnen guttut. Durch zu starkes und zu häufiges Dehnen können kleinste Blutgefäße in den Schwellkörpern Schaden nehmen und die Erektionsfähigkeit beeinträchtigen. Dann wäre das Ergebnis der langwierigen Prozedur ein stattlicher Penis, mit dem jedoch nichts anzufangen ist.

Länger als gedacht

Der Penis besteht aus einem außen liegenden sichtbaren und einem im Körper befindlichen inneren Teil. Das Größenverhältnis zwischen innen und außen ist etwa eins zu eins. Die gute Nachricht lautet daher: Der Durchschnittspenis ist doppelt so lang, wie er aussieht, nämlich etwa 30 Zentimeter – wow! Operationen zur Penisverlängerung machen sich übrigens genau diesen Umstand zunutze (siehe rechts).

So macht Mann ihn länger

Abnehmen

Nein, nicht den Penis! Es geht um das Körpergewicht. Unter einer Speckrolle versteckt wirkt auch ein Normalpenis eher mickrig. Hinzu kommt, dass das Bauchfett auf die Bänder drückt, die den Penis am Becken befestigen. Die Folge: Der Penis wirkt kleiner. Wird die Wampe abtrainiert, kommt der Penis wieder voll zur Geltung. Positive Nebenwirkung: Schutz vor Herz-Kreislauf-Erkrankungen.

Intimrasur

Zugewachsen und unter einem dichten Urwald verborgen, fristet manches Glied ein kümmerliches Dasein. Nach einer Intimrasur steht jeder Penis besser da. Bringt optisch zwei bis drei Zentimeter! Nebenwirkung: Kleine Schnittverletzungen sind möglich.

Jelqing

Mit bestimmten Massagetechniken lässt sich der Penis durch Dehnung etwas verlängern. Etwa zwei Zentimeter sind möglich. Nebenwirkungen: siehe Kapitel Jelqing.

Unterspritzen

Der Urologe kann den Penis mit Eigenfett unterspritzen und so »aufpolstern«. Nebenwirkung: Der Effekt hält nicht dauerhaft an, da das Fett mit der Zeit wieder abgebaut wird.

Operative Verlängerung

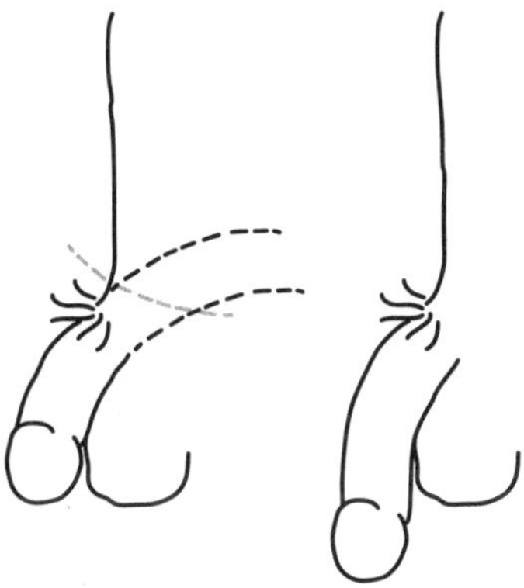

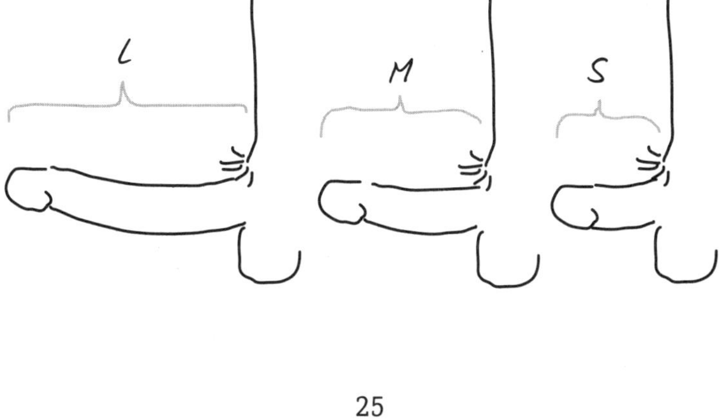

Bei einer Penisverlängerung erfolgt eine Verlagerung des innen liegenden Teils des Penis nach außen. Dazu werden die vorderen Haltebänder vom Beckenknochen gelöst, der innen liegende Teil des Penis ein paar Zentimeter nach außen gezogen und die Haltebänder neu verankert. Bemerkenswert: Deutsche Männer sind Weltmeister in der Kategorie Penisverlängerung. Knapp 3000 operative Penis-Tunings wurden laut Statistik der Internationalen Gesellschaft für plastische Chirurgie (International Society of Aesthetic Plastic Surgery) hierzulande durchgeführt. Und das trotz schwerwiegender Nebenwirkungen wie Erektions- und Sensibilitätsstörungen, Narbenbildung und Verwachsungen. Leiden deutsche Männer unter chronischen Minderwertigkeitskomplexen? Oder ist das Phänomen ein Zeichen zunehmender Gleichberechtigung? Immerhin sind Brustvergrößerungen die häufigsten Schönheitsoperationen, da können Männer ruhig nachziehen. Was für Frauen die Brüste sind, ist für Männer nämlich der Penis: offenbar ein Problem! Beide Geschlechter sind oft unzufrieden mit dem, was die Natur ihnen gegeben hat. 42 Prozent der Ladys wünschen sich einen größeren Busen, 45 Prozent der Männer einen größeren Penis – als hätten wir keine anderen Sorgen! Außerdem gilt: Wichtiger als den Penis zu verlängern ist es, das Selbstwertgefühl des Mannes zu vergrößern.

Penismanschette

Showtime: Ein Silikonmantel wird ähnlich wie ein Kondom über den erigierten Penis gestreift und verhilft so zu stattlicher Größe und Dicke. Derartige Penismanschetten gibt es in allerlei Ausführungen und Größen. Penishüllen gehören eher zur Kategorie Sexspielzeug. Nebenwirkung: Die Partnerin findet es gigantisch!

Bloß nicht einschüchtern lassen
Die im Internet allgegenwärtigen Pornodarstellungen sind geeignet, junge, unerfahrene Männer (und auch Frauen) zu verunsichern. Denn die dort zur Anschauung gebrachten Männer sind naturgemäß eher überdurchschnittlich bestückt. Ist ja verständlich, dass Pornoproduzenten nicht gerade Darsteller mit besonders kleinen Genitalien auswählen. Mit normal dimensionierten Werkzeugen ausgerüstete Konsumenten sollten sich davon nicht verunsichern lassen.

Fehlbildungen: Warum ist die Banane krumm?
Eine Penisverkrümmung, medizinisch Penisdeviation, ist eine Deformation des Penis von unterschiedlichem Ausmaß. Häufig zeigt sich so eine leichte »Schieflage« bereits im Kindesalter. Bei den meisten Männern ist der Penis nicht wirklich kerzengerade. Alles völlig normal, solange beim Sex keine Probleme auftreten oder sich die Krümmung nicht weiter verstärkt. Etwa fünf Prozent aller Männer sind von einer schwereren Penisverkrümmung betroffen, die zu Schwierigkeiten beim Sex, zu Schmerzen oder anderen behandlungsbedürftigen Problemen führt. Oftmals ist der Defekt dann nicht angeboren, sondern im Laufe des Lebens entstanden, zum Beispiel durch einen Penisbruch (siehe S. 199). Wer es sich zumuten möchte, findet im Netz eine große Zahl von Fotos, die deformierte Penisse zeigen. Zum Beispiel

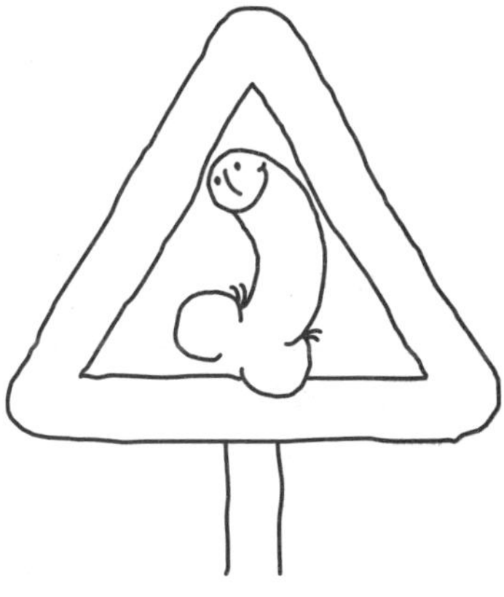

bei Wikipedia unter dem Stichwort »Penisdeviation« – echt schräg!

Hypospadie

Bei der sogenannten Hypospadie handelt es sich um eine angeborene Fehlbildung der Harnröhre, bei der sich die Mündung nicht in der Mitte der Eichel befindet, sondern tiefer gelegen ist. Die Ursache liegt in einem zu kurz ausgebildeten Harnröhrenschwellkörper. Je nach Schwere der Fehlbildung kann die Harnöffnung kurz unterhalb der Eichel oder aber erst am Übergang zwischen Penisschaft und Hodensack liegen. Im letzteren Fall ist der Harnröhrenschwellkörper so rudimentär ausgebildet, dass der Penis bei der Erektion stark nach unten gezogen und verbogen wird – eine Operation ist unumgänglich. Mit etwa einem Fall unter 600 neugeborenen Jungen gilt die Hypospadie als häufige angeborene Fehlbildung.

Doppelpenis

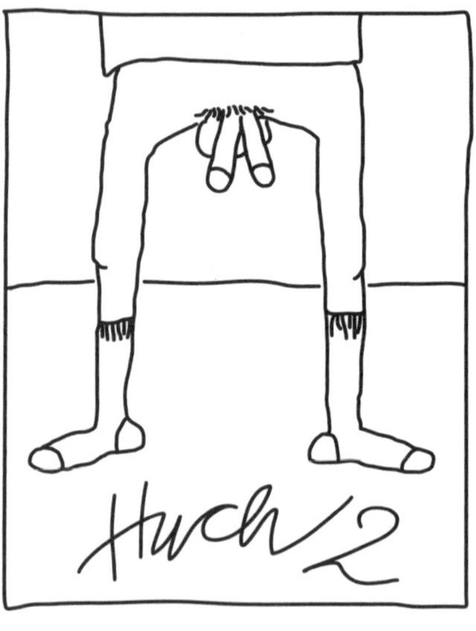

Ja, das gibt es tatsächlich! Allerdings sehr, sehr selten. »Diphallie« tritt beim Menschen nur einmal unter rund 5,5 Millionen Neugeborenen auf. Doch wer glaubt, Betroffene hätten das große Los gezogen, weil sie gleichzeitig mit zwei Frauen schlafen oder sich oral gleich doppelt verwöhnen lassen können, irrt gewaltig. Leider geht diese Genitalfehlbildung nämlich mit erheblichen Problemen einher. So ist einer der beiden Penisse meist deutlich stärker ausgebildet, oder die Dopplung ist lediglich auf den Bereich der Eichel beschrankt. Außerdem ist die Diphallie häufig mit weiteren Fehlbildungen des Urogenitaltraktes und des Mastdarms, beispielsweise einer Spaltung des Hodensackes oder üblen Verwachsungen verbunden. Die Penisse können sich neben- oder übereinander, dicht beieinander oder in einigem Abstand befinden. Urin und Sperma können entweder durch einen oder durch beide abgegeben werden. Die Betroffenen sind zumeist unfruchtbar.

Warum der Penisknochen verschwand

Bei den meisten Säugetieren wie Hunden, Katzen, Bären oder Nagern sind die männlichen Individuen mit einem besonderen »Extra« ausgestattet, dem sogenannten Penisknochen. Das gilt auch für unsere nächsten Verwandten, die Primaten. Anders als die übrigen Teile des Knochensystems ist der Penisknochen jedoch nicht durch Gelenke, Muskeln und Bänder mit dem Skelett verbunden. Er dient ausschließlich der passiven Versteifung des Gliedes. Die Vorteile: Seine Besitzer kommen im Bedarfsfall blitzschnell zur Sache, kennen keine Erektionsprobleme und glänzen mit dauerhaftem Stehvermögen. Die Frage ist, wenn das Ding so nützlich ist, warum haben wir dann keinen? Die Antwort gibt die Forschung: Menschenmänner hatten in früheren Zeiten auch einen, aber sie mussten den Knochen wieder abgeben. Im Laufe der Evolution ging eine bestimmte DNA-Steuersequenz verloren, was zum Verlust des Penisknochens führte, so die Wissenschaftler der Universität Stanford, Kalifornien, im Fachjournal »Nature«. Und der Grund? Während sich zum Beispiel Schimpansen bei der

Begattung in einer Konkurrenzsituation befinden, weil viele männliche Tiere um eines oder wenige empfängnisbereite Weibchen buhlen, haben die Menschen schon früh stabile Paarbeziehungen entwickelt. Unsere Vorfahren mussten also nicht wie die Primaten allzeit bereit sein, um bei Gelegenheit schnell zum Paarungserfolg zu kommen. Schließlich bewirkte die Begleitung des Weibchens auch eine dauerhaft bestehende Verfügbarkeit und damit die Chance für zahlreiche sexuelle Kontakte. Da sich die monogame Fortpflanzungsstrategie im Laufe der Menschheitsentwicklung allmählich durchsetzte, büßte der Penisknochen seinen evolutionären Vorteil ein und verschwand.

Faktenbox Penis

Durchschnittliche Länge schlaff: 8 bis 11 Zentimeter.

Durchschnittlicher Umfang schlaff: 8 bis 10,5 Zentimeter.

Durchschnittliche Länge erigiert: 13 bis 14,5 Zentimeter.

Durchschnittlicher Umfang erigiert: 9 bis 12,5 Zentimeter.

Erogene Zonen: Eichel, Vorhaut und Vorhautbändchen.

Vorhaut: Einer von fünf deutschen Männern ist beschnitten.

Schwellkörper: Zwei parallel verlaufende Hauptschwellkörper und ein kleinerer, der die Harnröhre umschließt.

Erektionsschwäche: Betroffen sind etwa 6 Millionen Männer in Deutschland.

2. Size Matters

Wie hoch hängt die Latte denn nun?

Ein riesen Thema! Aber warum? Vor allem, weil Psychologie im Spiel ist: Das hervorstechendste körperliche Identifikationsmerkmal des Mannes ist nun mal der Penis. Und daran hängt vor allem eins: sein Selbstbewusstsein! Die quälende Frage lautet: Ist mein Ding groß genug? Kann es im Vergleich mit der Konkurrenz bestehen?

Hose runter: Über die Wissenschaft von der Größe und Länge

Wissenschaftliche Untersuchungen zur durchschnittlichen Größe des männlichen Penis kommen zu recht unterschiedlichen Ergebnissen. Dabei erscheint die Fragestellung ziemlich simpel: Wie lang und wie dick ist ein Glied in schlaffem und erigiertem Zustand? Ein gewöhnliches Maßband sollte ausreichen, um dieses Geheimnis zu lüften. Doch die Praxis sieht anders aus. Hier eine kleine Sammlung von Studienergebnissen zu dem Thema:

Kein großes Ding: Der deutsche Normpenis

Eine Penisstudie der Sexualberatungsstelle Pro Familia in Zusammenarbeit mit der Universitätsklinik Essen ergab, dass deutsche Männer über eine durchschnittliche Penislänge im erigierten Zustand von genau 14,48 Zentimeter verfügen. Der Umfang liegt bei 12,4 Zentimetern. Die Messungen wurden von medizinischem Fachpersonal an zwei unterschiedlichen Altersgruppen durchgeführt. Gruppe I: 111 Männer im Alter von 18 und 19 Jahren. Gruppe II: 32 Männer im Alter zwischen 40 und 68 Jahren. Die Ergebnisse der beiden Gruppen ergaben keine signifikanten Unterschiede bezüglich der erigierten Länge. Lediglich die Breite der Eichel und der Penisbasis fiel bei den jüngeren Männern etwas stärker aus.

Internationale Schwanzmessung im Auftrag der WHO

Selbst die Weltgesundheitsorganisation (WHO) hat sich mit dem Thema befasst. In einer Studie von 1998 ermittelte die Gesundheitsorganisation der Vereinten Nationen Penisse in den folgenden vier Kategorien:

Größe S:	10,0 bis 12,5 Zentimeter
Afrikaner:	0 Prozent
Weiße:	3 Prozent
Asiaten:	27 Prozent
Größe M:	12,6 bis 15 Zentimeter
Afrikaner:	15 Prozent
Weiße:	27 Prozent
Asiaten:	51 Prozent
Größe L:	15,1 bis 17,5 Zentimeter
Afrikaner:	59 Prozent
Weiße:	53 Prozent
Asiaten:	17 Prozent
Größe XL:	17,6 bis 20 Zentimeter
Afrikaner:	21 Prozent
Weiße:	15 Prozent
Asiaten:	2 Prozent

Fazit: 85 Prozent der Schwarzen verfügen über einen Penis von mehr als 15 Zentimetern Länge!

Studie auf großer Datenbasis

Wissenschaftler vom King's College London werteten 2015 etwa 20 Studien aus, in denen Penisgröße und Umfang von mehr als 15 500 Männern im Alter von 17 bis 91 Jahren von Fachpersonal erhoben worden waren. Die Ergebnisse dieser auf der bisher größten Datenbasis erstellten Metaanalyse:

- Ein schlaffer Penis ist im Durchschnitt 9,16 Zentimeter lang und hat einen Umfang von 9,31 Zentimetern.
- Ein erigierter Penis ist im Durchschnitt 13,12 Zentimeter lang und hat einen Umfang von 11,66 Zentimetern.

Der durchschnittliche Längenzuwachs, der durch die sexuelle Erregung erreicht wird, liegt demnach bei fast 4 Zentimetern, also knapp 50 Prozent. Der Umfang steigt gleichzeitig um etwa 2,3 Zentimeter.

Was ist eine Metaanalyse?

Als Metaanalyse wird die Auswertung der Ergebnisse bereits bestehender Forschungsarbeiten bezeichnet. Dabei können die vorhandenen Daten unter verschiedenen Aspekten analysiert werden. Der Vorteil solcher Sekundärstudien besteht vor allem darin, dass sie auf einer großen Datenmenge basieren.

Heteros ziehen den Kürzeren

Die Psychologen Richard Harding und Susan Golombok aus London untersuchten die Penislänge von homosexuellen Männern. Schwule haben danach eine mittlere Penislänge von 15,3 Zentimetern. Heterosexuelle Männer ziehen folglich den Kürzeren. Sie bringen es, je nach Studie, auf 13,1 bis 14,5 Zentimeter.

Werte unter dem Durchschnitt sind ganz normal

Wenn man bedenkt, dass es sich bei allen genannten Messergebnissen um statistische Durchschnittswerte handelt, wird eines klar: Etwa die Hälfte der männlichen Bevölkerung hat einen kleineren Penis als der Durchschnitt. Laut Information des Berufsverbands der deutschen Urologen sind jedoch auch Werte unterhalb des Mittelwertes kein Grund zur Panik. Als medizinisch normal für erigierte Schwänze gelten Größen zwischen 7,5 und 19 Zentimetern.

Tragischerweise schätzen viele Männer ihre Penisgröße als zu klein ein. Eine Online-Befragung unter 52 000 Männern und Frauen ergab, dass 85 Prozent der Frauen zufrieden mit der Penisgröße ihres Partners waren, während dies nur für 55 Prozent der Männer galt. Die übrigen 45 Prozent waren mit den Dimensionen ihres Geschlechtsteils eher unzufrieden. Fazit: 30 Prozent der männlichen Menschheit machen sich unnötige Sorgen.

Seltenes Phänomen: Der Mikropenis

Unter 7,5 Zentimeter? In diesem Fall spricht der Urologe von einem Mikropenis. Dem Himmel sei Dank sind davon nur 3 Prozent aller Männer betroffen. Ein schwacher Trost für jene, die damit leben müssen. Für sie stellt die zu klein geratene Männlichkeit ein ernsthaftes psychisches Problem dar. Das Selbstwertgefühl leidet, häufig entwickelt sich ein gestörtes Verhältnis zur Sexualität. Hilfe ist möglich, und zwar durch eine operative Penisvergrößerung (Seite 25: Operative Verlängerung).

Studie: Was Frauen wollen I

Gibt es einen »schönen« Penis? Wenn ja, wie sieht er aus? Kommt es auf seine Größe, eher auf seine Proportionen oder womöglich auf die Frisur an? Soll der Hodensack sexy rüberkommen oder eher die Eichel? Kurz: Wie muss er aussehen, damit Frauen darauf abfahren? Eine Studie der Universitätsklinik in Zürich aus dem Jahr 2015 kommt zu überraschenden Ergebnissen.

Eigentlich ging es den Forschern weniger um die Ästhetik, sondern darum, wie sich die chirurgische Behebung der Hypospadie, einer angeborenen Harnröhrenfehlbildung (siehe S. 28), auf die spätere Akzeptanz beim weiblichen Geschlecht auswirkt.

Im Rahmen der Studie wurden 105 Frauen im Alter von 16 bis 45 Jahren nach ihren Präferenzen befragt. Dazu wurden den Damen aussagekräftige Fotos von zwanzig verschiedenen Männerpenissen vorgelegt, die sie nach optischen Kriterien und mit Hilfe einer Skala bewerten mussten. Zur Verwunderung der Forscher wählten die Probandinnen den Gesamteindruck auf Platz eins, während die Länge abgeschlagen auf Platz sechs landete. Auf Platz vier von acht wurde der Durchmesser des Penis gewählt, was zeigt, dass einem Teil der Befragten klar war, dass der Spaß beim Sex eher von dem Kaliber als von der Länge abhängt.

Hier das Gesamtergebnis:
Platz 1: Die allgemeine ästhetische Erscheinung.
Platz 2: Die Erscheinung der Schambehaarung.
Platz 3: Eigenschaften der Haut.
Platz 4: Durchmesser des Penis.
Platz 5: Die Form der Eichel.
Platz 6: Die Länge des Penis.
Platz 7: Die Ästhetik des Hodensacks.
Platz 8: Die Harnröhrenmündung.

Studie: Was Frauen wollen II

Die folgende Untersuchung zeigt, was mit dem Begriff »widersprüchliche Studienlage« gemeint ist. Forscher der University of California kommen zur Frage nach dem »Lieblingspenis« aller Frauen zu ganz anderen Ergebnissen. Für ihre Untersuchung nutzten die Forscher die moderne Technik des 3D-Drucks und erstellten auf diese Weise 33 verschiedene Penis-Ausführungen. Anschließend durften die 75 Teilnehmerinnen die Penis-Parade abnehmen und sich unter folgenden zwei Prämissen je eine Lieblingsausführung wählen.

Prämisse 1: Welchen Penis findest du optimal für einen One-Night-Stand?

Prämisse 2: Welchen Penis findest du ideal für eine langfristige Beziehung?

Das Ergebnis:

- Der Lieblingskandidat für ein heißes Intermezzo bringt es im Schnitt auf stolze 16,3 Zentimeter Länge und beeindruckt mit einem Umfang von 12,7 Zentimetern.
- Etwas bescheidener darf der Freudenspender für die Dauerbeziehung ausfallen. Er soll mit einer Länge von 16 Zentimetern und einem Umfang von 12,2 Zentimetern aufwarten.

Erklärungsversuch der Wissenschaftler: Bei einem größeren Penis befürchten Frauen zwar, dass es beim Verkehr zu Schmerzen kommen könnte, doch sie erhoffen sich auch ein gesteigertes Lustempfinden. Für ein Abenteuer also genau das Richtige, auf die Dauer jedoch zu riskant.

Für die Männerwelt sind die Forschungsergebnisse in jedem Fall beunruhigend. Bringt es der Durchschnittspenis –

je nach Studie – doch auf gerade mal 13,1 bis 14,5 Zentimeter Länge.

Frauen kultivierten große Penisse
Evolutionsbiologen sind der Meinung, Frauen hätten in den letzten zwei Millionen Jahren Männer mit größerem Penis »gezüchtet«. Unsere Vorfahren wie Schimpansen und Gorillas haben im Vergleich zur Körpergröße nämlich einen deutlich kleineren Penis als Menschenmänner. Die Vermutung: Frauen haben im Laufe der Evolution Männer mit längeren und dickeren Penissen bevorzugt, weil sie dies für ein Zeichen von Fruchtbarkeit und Gesundheit hielten. Auf diese Weise haben sich die dafür verantwortlichen Gene im Laufe der Evolution durchsetzen können.

Freak-Show im XXL-Format
Spieglein, Spieglein an der Wand, wer hat den Größten im ganzen Land? Derzeit wetteifern drei Prachtexemplare um den Titel »Biggest Penis of the world«. Hier kommen die Aspiranten:

- **Roberto Esquivel Cabrera** (55) behauptet: Ich habe den längsten Penis der Welt! Unglaubliche 48,2 Zentimeter will er in seiner Hose haben. Bereits seit dem Kindesalter verfolgt der Mexikaner den ehrgeizigen Plan, als Mann mit dem größten Penis der Welt in die Geschichte einzugehen. Daher hat er kräftig nachgeholfen. Schon als Jugendlicher begann Roberto seinen Penis mithilfe von Gewichten zu dehnen. Experten behaupten allerdings, dass ein Großteil der enormen Länge aus Vorhaut besteht. Er selbst gesteht, dass Sex mit seinem 900 Gramm schweren Penis nur schwer möglich ist. Außerdem hätten die Frauen Angst vor ihm – verständlich. Absurd: Weil sein Schwengel bis über die Knie herausragt, kann er nicht arbeiten. Daher hofft Cabrera, von den Behörden als schwerbehindert eingestuft zu werden. Dann bekäme er Sozialhilfe, und seine Brüder müssten ihn nicht mehr finanziell unterstützen.

- **Jonah Falcon** (48) erhebt ebenfalls Anspruch auf den Titel. Der Schwanz des US-Amerikaners misst im Ruhezustand 24, erigiert 34 Zentimeter. Vor ein paar Jahren führten diese außerordentlichen Ausmaße sogar zu Problemen bei der Sicherheitskontrolle am Flughafen von San Francisco. Die Mitarbeiter konnten nicht glauben, dass die Beule in seiner Hose von dessen Penis stammt. Ihre Vermutung: Sprengstoff! Erst nach eingehender Befragung und diversen Kontrollen (Metall- und Sprengstoffdetektor, Nacktscanner), die mit einem Abtasten seines Gemächtes endeten, durfte er die Maschine besteigen. Bekannt wurde Falcon, nachdem eine TV-Sendung über ihn und die Laune der Natur in seiner Hose berichtete. Angeblich glaubt er, er habe den größten Penis der Welt. Offiziell darf jedoch niemand diesen Titel führen, weil es dafür keinen Eintrag im Guinessbuch der Weltrekorde gibt.
- **Long Dong Silver** (58) führte den bürgerlichen Namen Daniel Arthur Mead, bis er durch seinen außergewöhnlich langen Penis berühmt wurde. Bis in die 1980er Jahre wirkte der Engländer afrikanischer Abstammung als Pornodarsteller in zahlreichen Pornos mit. Sein Penis soll jedoch in Wirklichkeit »nur« circa 25 Zentimeter messen und wurde erst durch fotografische Mani-

pulation deutlich größer gemacht. Silver posierte 1979 für den Fotografen Jay Myrdal, der sich auf Effekt- und Trickaufnahmen im Bereich »sexuelle Abnormitäten« spezialisiert hatte. Ein von Myrdal »verfälschtes« Foto mit überlangem Genital begründete den Mythos des Briten als Mann mit dem größten Penis.

Porschefahrer haben einen kleinen Penis

Legt man das Verhältnis von Penislänge zur PS-Zahl zugrunde, haben Porschefahrer gegenüber Lenkern weniger leistungsstarker Fahrzeuge einen deutlich kleineren Penis (Formel: Penislänge pro PS). Eine Aussage, die zeigt, wie manipulativ Statistiken ausfallen können und wie angebracht eine gesunde Skepsis ist. Seriöse Untersuchungen dazu gibt es bisher nicht. Psychologen sprechen jedoch vom »Mini-Penis-Syndrom«, wenn Männer körperliche Mängel durch besonderes Imponiergehabe – wie einen Porsche zu fahren – zu kompensieren versuchen. Dabei geht es nicht nur um vermeintlich zu klein geratene Genitalien, auch eine geringe Körpergröße oder Schmächtigkeit können Anlass für die Überbetonung von Statussymbolen und angeberisches Verhalten sein.

Meister der Manipulation

Nachdem Jay Myrdal sein Model Long Dong Silver auf diese Art berühmt gemacht hatte, standen die beiden vor einem Problem. Silver sollte als Pornodarsteller arbeiten, doch sein Schwanz war nicht einmal halb so lang, wie die Leute glaubten. Da kam Myrdal, seinem zukünftigen Filmproduzenten, eine rettende Idee: Er beauftragte einen Maskenbildner, eine lebensecht gestaltete Hülle aus Schaumstoff und Latex anzufertigen. Das Ergebnis sah täuschend echt aus und wurde über den Penis des Darstellers gestülpt. So »getuned« trat Long Dong Silver in einigen Filmproduktionen auf. Später stattete Myrdal zwei weitere Pornodarsteller mit überlangem Penis aus: Für »Moby Dick« und »Texas Longhorn« stellte er die Formen sogar selbst her und ließ davon lebensechte Abgüsse anfertigen. Bis heute werden auf Basis dieser Technik Internet-Porno-Darsteller wie »OG Mudbone« oder die »Insane Cock Brothas« mit unnatürlich großen Schwänzen ausgestattet. Verräterisch: Die 50-Zentimeter-Teile sind »in Aktion« nie so richtig steif.

Wie die Nase des Mannes, so sein Johannes?

Es kursieren immer wieder Gerüchte, dass die Penisform mit anderen anatomischen Merkmalen korreliert, etwa mit der Form und Größe der Nase, der Ohren, der Füße (Schuhgröße). Alles Quatsch, sagt die Wissenschaft – bisher! Jüngste Forschungen aus Korea scheinen doch noch einen Zusammenhang entdeckt zu haben. Es geht um das Längenverhältnis zwischen Zeige- und Ringfinger. Männliche Leser aufgepasst: Heben Sie Ihre rechte Hand und vergleichen Sie die Länge beider Finger. Je kürzer Ihr Zeigefinger im Verhältnis zu Ihrem Ringfinger ist, desto größer ist Ihr bestes Stück. Begründung: Penisgröße und Fingergrößenverhältnis sind von der Testosteronkonzentration vor der Geburt abhängig.

Die Schwierigkeit der Datenerhebung
Problem Nummer I: Wenn Männer selbst messen, wird geschummelt – verständlich. Werden die Messungen durch medizinisches Fachpersonal durchgeführt, drohen andere Probleme. Nehmen wir an, eine Gruppe von Wissenschaftlern ruft männliche Studenten zu einer Studie zum Thema Schwanzlänge auf. Selbstverständlich ist die Teilnahme freiwillig, schließlich kann niemand dazu gezwungen werden. Die entscheidende Frage: Ist damit zu rechnen, dass Männer mit einem auffällig kleinen Penis daran teilnehmen? Die Antwort: eher weniger. Warum sollten sie sich diese Blöße geben? Das Gegenteil ist viel wahrscheinlicher: Wer sich für gut ausgestattet hält, wird mitmachen, die anderen nicht. Fazit: Alle Studien zu diesem Thema sind mit Vorsicht zu genießen und die Ergebnisse im Zweifel eher geschönt.

Do it yourself

Anleitung zur Selbstmessung

Klar hat jeder Mann das irgendwann schon mal gemacht – mindestens einmal. Aber das ist lange her und außerdem: Hat man es auch richtig gemacht? Wer es genau wissen will, erhält hier die wissenschaftliche Anleitung zur professionellen Penismessung.

Tipp: Der Objektivität halber sollte die Messung durch eine zweite Person, zum Beispiel von der Partnerin, durchgeführt werden. Weiterer Vorteil: Ihre Aufgabe wird es sein, den Messgegenstand im zweiten Schritt auf »Arbeitslänge« zu bringen.

So wird's gemacht:
Länge und Umfang des Penis lassen sich am besten mit einem flexiblen, textilen Maßband ermitteln, wie es zum Beispiel ein Schneider verwendet. Selbstaufrollende Metallmaßbänder, Lineale oder Zollstöcke sind für die Messung ungeeignet und bergen außerdem Verletzungsgefahr.

Penisumfang messen
Zur Messung des Penisumfangs legt man das flexible Maßband an der dicksten Stelle des Penis an, führt es einmal rund herum und liest den Wert ab.

Penislänge messen
Das Maßband am unteren Ende des Penisschafts, also am Übergang zwischen Penisbasis und Schambein, am Bauch anlegen und die Entfernung bis zur Eichelspitze messen. Die Vorhaut, falls vorhanden, zählt nicht mit. Den Penis bei der Messung in die Länge zu ziehen, gilt als Regelverstoß.

Mit dieser Messtechnik kann der Penis im erigierten wie auch im schlaffen Zustand gemessen werden.

Fluch des großen Penis
Es kommt doch auf die Größe an. Aber ganz anders als vermutet! Männern mit einem großen Penis werden nämlich häufiger Hörner aufgesetzt. Wissenschaftler befragten in Kenia über 500 verheiratete Paare, um herauszufinden, warum sich Frauen auf

außereheliche Affären einlassen. Der Hintergrund: Die Mediziner suchten nach Erklärungen für die weit verbreiteten HIV-Erkrankungen unter Frauen in der Region. Die Ergebnisse zeigten: Je länger der Penis ihres Ehemannes, desto wahrscheinlicher ein Seitensprung der Frau. Die Vermutung der Wissenschaftler: Frauen assoziieren große Penisse mit Schmerzen und Unbehagen. Der Autor hält das für keine plausible Erklärung. Seine Hypothese: Gut bestückte Männer sind selbstbewusster und gehen häufiger fremd. Ihre Frauen zahlen es ihnen dann irgendwann heim.

3. Form follows function

Die fünf häufigsten Penis-Typen

Selbstverständlich ist jeder Penis ein unverwechselbares Individuum und quasi eine Klasse für sich – genau wie sein stolzer Besitzer. Dennoch lassen sich gewisse Gemeinsamkeiten feststellen, die es erlauben, eine grobe Kategorisierung vorzunehmen. So lässt sich die größte Zahl von Schwänzen einer von fünf Grundformen zuordnen. Doch eines haben alle Penistypen gemeinsam: Jedes Gerät ist in der Lage, Lust zu verschaffen. Es kommt nur darauf an, die Besonderheiten gekonnt einzusetzen.

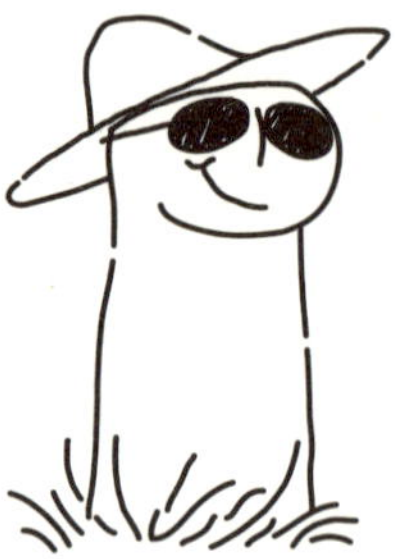

1. Der Schönling

Eichel und Schaft haben den gleichen Durchmesser. Daraus ergibt sich eine harmonische, optisch ansprechende Gestalt. Darauf sollte sich der Besitzer jedoch nichts einbilden, schließlich kommt es eher auf den virtuosen Gebrauch an. Bei diesem Allrounder führen sowohl kurze als auch lange, tiefe Stöße zum Erfolg.

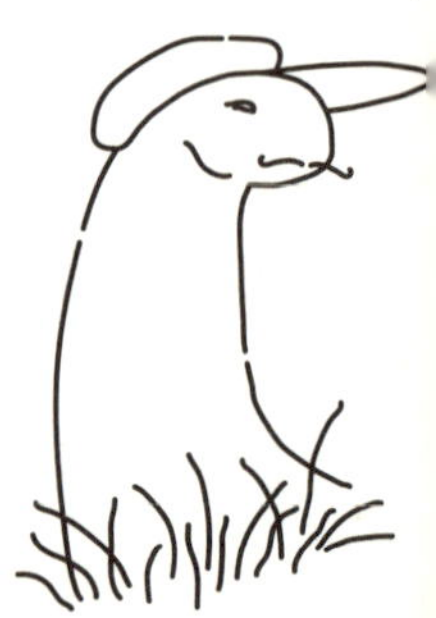

2. Der krumme Hund

Die wenigsten Schwänze sind kerzengerade. Etwas krumm ist daher völlig normal und kann als Zeichen von Individualität gelten. Beim Sex sorgt eine leichte Krümmung, je nach Stellung, für zusätzlichen Spaß. Idealerweise lässt sich so der G-Punkt stimulieren. Einzig bei stark gebogenem Gerät ist behutsames Vorgehen geboten, um den schmerzfreien Einsatz sicherzustellen.

3. Das Pflanzholz

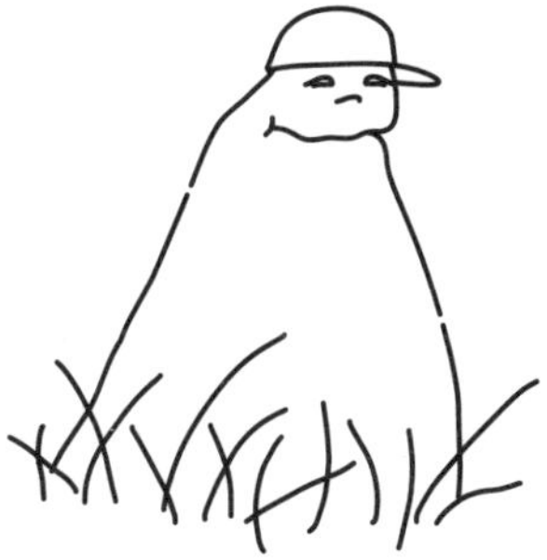

Der kegelförmige Penis zeichnet sich durch einen breiten Schaft aus, der sich zur Eichel hin allmählich verjüngt. Klarer Vorteil: Das Eindringen fällt leicht und entwickelt zum Schaft hin zunehmendes Vergnügen. Bei der Herausbewegung verkehrt sich dieser Vorteil allerdings ins Gegenteil. Kurze Stöße, bei der das Glied nur etwa halb herausschwingt, kompensieren diesen Mangel.

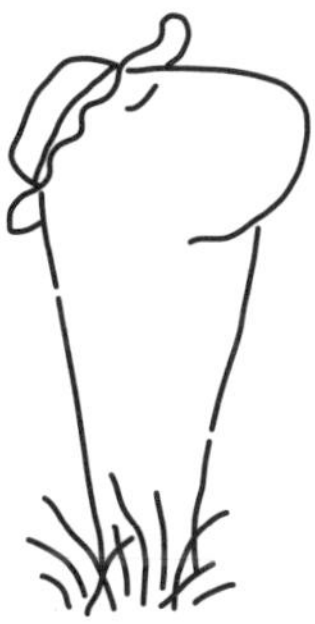

4. Der Penis-Pilz

Genau umgekehrt wie beim Pflanzholz: Auf die stark entwickelte Eichel folgt ein eher schmaler Schaft. Diese Form erschwert das Eindringen, kann »drinnen« aber Wunder wirken, da die große Eichel, ähnlich einem Penisring, für starke Stimulation sorgt. Langsame, lange Stöße verstärken den Wow-Effekt.

5. Der Zeppelin

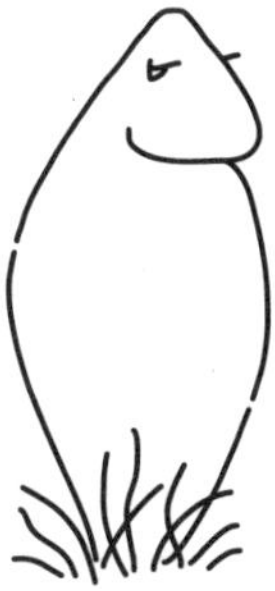

Oben schmal, in der Mitte schön dick und zum Schaft hin wieder schmal werdend, ähnelt dieser Penis einem Zeppelin. Vorteil: leichtes Eindringen mit anschließender schöner Vaginastimulation. Nur der Kitzler könnte bei Graf Zeppelin etwas kurz kommen. Kurze, schnelle Stöße machen den Nachteil wett.

Penis als Designobjekt

Wildwuchs war gestern. Von der Intimfrisur über eleganten Schmuck bis zur fantasievollen »Bekleidung« – Männer dürfen heute auch jenseits der Gürtellinie Stil zeigen. Mehr noch: Ein gestylter Intimbereich gilt als besonders sexy.

Das Haarstyling

Glatt rasiert oder freie Natur? Moden sind seltsam. Während Männerhaare im Gesicht ungezügelt sprießen dürfen, gilt es als unschick, »down under« die Natur walten zu lassen. Schamhaare werden heute als unhygienisch empfunden und entsprechend gestutzt. Okay, ihre natürliche Funktion hat die Behaarung unserer Genitalien lange eingebüßt. Ursprünglich als sichtbares Zeichen der Geschlechtsreife und zum Schutz vor Erregern konzipiert, haben Schamhaare ihren Sinn weitgehend verloren. Für die meisten Männer und Frauen gehört die Intimrasur heute zur regelmäßigen Körperpflege wie Haare waschen und Nägel schneiden. Laut einer Studie der Universität Leipzig trimmen zwei Drittel der Männer regelmäßig ihre Schambehaarung (bei Frauen sind es etwa neunzig Prozent). Die Wissenschaftler begründen diese Entwicklung unter anderem mit dem zunehmenden Trend zur Darstellung von Nacktheit in den Medien und der damit einhergehenden Inszenierung der Intimzonen von Frauen und Männern. Hinzukommt der gestiegene Konsum von Pornofilmen. Auch extrem knappe Bademode und bauchfreie Hüftjeans fordern ihren Tribut. Doch die Intimrasur will gelernt sein, sonst drohen lästige Komplikationen. Die Risiken reichen vom harmlosen Rasierbrand über kleine Schnittverletzungen bis zu schmerzhaften Genitalwarzen an Penis, Harnröhre oder After.

So geht's

1. Beim ersten Mal: Lange Haare müssen zunächst grob vorgeschnitten werden. Dafür eignet sich ein Bart- oder Haartrimmer, der auf 1 bis 3 Millimeter eingestellt wird. Die langen Haare würden sonst in die Klingen des Nassrasierers einfädeln, sie verstopfen und in der Folge zu Schnittverletzungen führen.

2. Vorreinigung: Penis und Hoden müssen vor der Rasur gründlich mit warmem Wasser und Seife gewaschen werden. Ein Bad oder eine Dusche erfüllen diesen Zweck natürlich ebenfalls. Nebeneffekt: Die Poren der Haut öffnen sich, die Haarfollikel werden elastischer, und die Haare lassen sich besser abrasieren.

3. Einschäumen: Auf die gut abgetrocknete Haut Rasierschaum oder Rasiergel gleichmäßig auftragen.

4. Straffen: Die Haut der zu rasierenden Partien mit der freien Hand straff ziehen. Dieses Vorgehen ist besonders am Hodensack zu empfehlen. Je straffer die Haut, desto geringer die Verletzungsgefahr. Ein halbsteifer Penis erleichtert die Arbeit an dessen Schaft. Den Rasierer in gleichmäßigen Zügen mit der Haarwuchsrichtung führen. Rasierzüge gegen die Wuchsrichtung sind gründlicher, führen jedoch häufig zu kleinen Verletzungen, das gilt vor allem für Anfänger. Rasierschaum anschließend mit warmem Wasser abwaschen.

5. Cool down: Intimbereich nun mit kaltem Wasser abspülen, damit sich die Blutgefäße wieder zusammenziehen. Kleine Wunden mit geeignetem Desinfektionsmittel und Hautcreme oder Gel versorgen.

6. Folgebehandlung: Für die Hautgesundheit ist es wichtig, dem Gewebe nun ein paar Tage Zeit zur Regeneration zu lassen. Zugegeben: Schamhaare wachsen ziemlich schnell nach und pieken dann unangenehm. Trotzdem sollte man sich »unten herum« nicht täglich rasieren.

Intimfrisuren

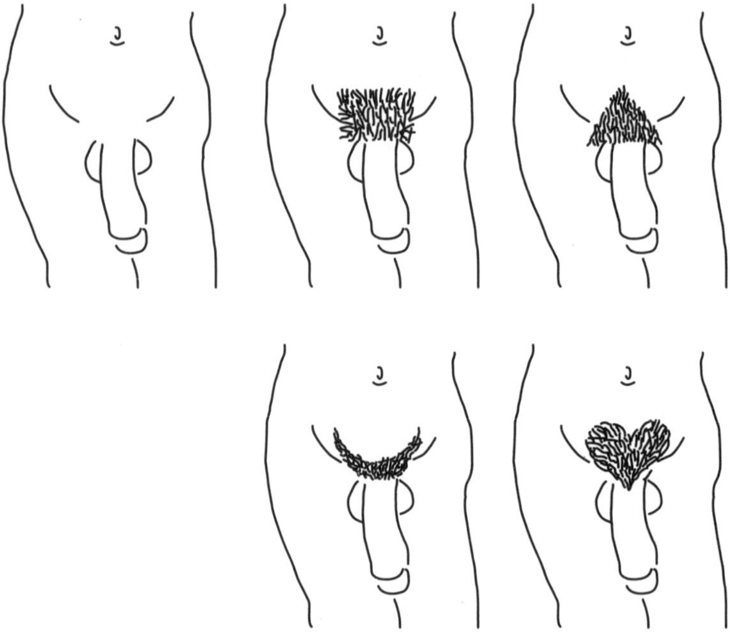

Genau wie für den Bart gilt auch im Schambereich: Der Kreativität sind keine Grenzen gesetzt. Neben dem Kahlschlag sind alle denkbaren »Haarschnitte« möglich. Schmaler Streifen, breiter Streifen, kleines oder großes Quadrat oder Dreieck (Spitze oben oder unten), mit etwas Geschick lassen sich sogar Herzchen, Halbmonde und Blätter auf den Schamhügel zaubern. Kleiner Tipp: Schablone verwenden.

Intimpiercing

Genitalien durch Piercing zu schmücken hat eine lange Tradition. Ihr Ursprung wird in Südostasien vermutet. Bereits im 2. Jahrhundert finden sich im Kamasutra Beschreibungen von Schmuck im Intimbereich. Ende des 19. Jahrhunderts war das Genitalpiercing sogar in den besseren Kreisen der europäischen Gesellschaft bekannt, und auch heute ist es weit verbreitet. Prominente wie Lenny Kravitz, Christina Aguilera und Lady Gaga bekannten sich zu ihren modischen Vorlieben.

Neben den ästhetischen Aspekten geht es den Trägern heute eher um Individualisierung als um die Protestkultur früherer Punkgenerationen, die Ohren, Nasen und Augenbrauen durchstachen. Hinzu kommt die zusätzliche Stimulation beim Sex. Insbesondere durch ein Penispiercing kann das Lustempfinden beider Partner durch die zusätzliche Reizausübung gesteigert werden. Als mögliche Positionen für ein Piercing eignen sich die Eichel, die Haut des Penisschaftes, der Hodensack und der Damm, als Schmuckstücke kommen vor allem Ringe und Stäbe verschiedener Größen und Durchmesser zum Einsatz. Wer sich für ein Intimpiercing interessiert, sollte sich nach einem Piercingstudio erkundigen, das sich auf derartige Eingriffe spezialisiert hat und die entsprechenden hygienischen Bedingungen bietet.

Tipp: Bewertungen im Internet checken. Zu bedenken gilt, dass ein Piercing, wie auch ein Tattoo, immer einen Eingriff in die Unversehrtheit des Körpers darstellt. Vor- und Nachteile wollen gut überlegt sein. Hinzu kommt: Die Einheilzeit kann mehrere Monate betragen, häufigste Komplikation sind Entzündungen im betreffenden Bereich. Selbstverständlich ist bis zur vollständigen Heilung sexuelle Enthaltsamkeit angezeigt.

Prinz Albert

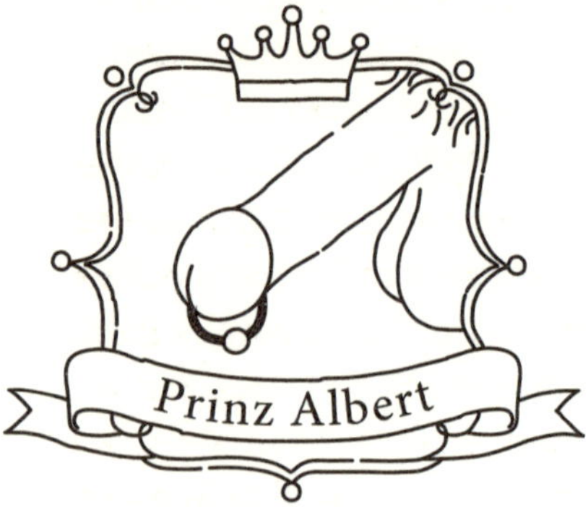

Als häufigstes Penispiercing gilt der sogenannte Prinz Albert, ein Piercing, das von der Harnröhre aus durch den Penisschaft führt und direkt in der Eichelkranzfurche wieder herauskommt. Als Schmuck wird meist ein Ring mit kleiner, eingearbeiteter Kugel verwendet. Beim Geschlechtsverkehr soll der Prinz Albert erotisch anregend und empfindungssteigernd wirken. Beim Mann wird während der Penetration zusätzlich die innere Harnröhre stimuliert, was mit einer besonders intensiven sexuellen Reizung einhergehen kann. Abhängig von der Größe und Form des Intimschmucks kann es auch für die Partnerin zu einer verstärkten sexuellen Empfindung kommen. Über die Namensgebung existieren mehrere Theorien. Angeblich wollte Prinz Albert (1819-1861), der Ehemann der britischen Königin Viktoria, mit dem Ring die Vorhaut von der Eichel zurückhalten, um zu verhindern, dass sich Smegma darunter bilden kann. Eine andere Variante geht davon aus, dass sein Penis auf diese Weise angehoben und am Hosenknopf befestigt wurde, weil das Glied beim Tragen von Reithosen im Weg war und so in eine weniger unangenehme Position gebracht werden konnte. Wahrscheinlicher ist, dass es sich bei beiden Geschichten um eine sogenannte Urban Legend, eine moderne Sage, handelt.

Tattoos

Tätowierungen sind schwer in Mode. Das gilt auch für Intim-Tattoos, was natürlich den Penis einschließt. Im Netz kursieren Fotos von beeindruckenden Penis-Tattoos. Beispiele: Etwa eine auf den Bauch gezeichnete große Schildkröte, deren Kopf nach unten zeigt und am Penis endet – der Besitzer findet das sicher tierisch geil. Oder ein Elefant, dessen Kopf genau an der richtigen Stelle zum Penis-Rüssel wird – besonders bei erigiertem Gemächt eine gelungene Darstellung. Entscheidender Nachteil: Ein Tattoo stechen zu lassen ist ohnehin schmerzhaft. Am Penis gewiss ganz besonders. Abgesehen davon kann die Behandlung nur an einem erigierten Glied stattfinden, weil die Haut sonst zu schlaff ist. Gut überlegen sollte man sich das Stechen der Initialen oder des Namens der Angebeteten. Das gilt für den gesamten Körper und besonders für den Penis.

Tattoo mit Nebenwirkungen

Nach Applikation der Initialen seiner Freundin kam es für einen jungen Iraner dicke: Sein Penis schwoll zu einer Dauererektion an. Der Grund: Vermutlich wurden die Nadeln zu tief in das Gewebe gestochen, es bildete sich eine Fistel, die den Blutabfluss behindert und staut. Die Folge: höllische Schmerzen und eine chronische Latte, die erst nach Tagen wieder abklang. Fazit: Liebesbeweise dieser Art sollten wohl überlegt sein oder besser gleich unterbleiben.

Kokigami – Verkleiden in harmlos

Origami (japanisch für Papier falten) kennt jeder – damit sind kunstvoll gefaltete Papierfiguren gemeint. Beliebt: Geldgeschenke auf diese Weise in Szene zu setzen. Zum Beispiel ein Kranich, liebevoll aus einem Hundert-Euro-Schein gebastelt. Kokigami hingegen, eine spezielle Variante des Origami, ist nicht so bekannt, eher pikant. Denn die fantasievollen Papierkostüme werden über den erigierten Penis gestülpt. Ihr Zweck: ein anmutiges Vorspiel in mannigfaltigem Gewand. Beliebte Motive sind Pferdekopf, Tintenfisch und Schmetterling, aber auch Drache, Krieger oder Smoking. Freunde der kleinen Falt-Figuren finden im Internet eine Menge anregende Motive, liebevoll »Koki« genannt.

Lustige Motivkondome

Präservative mit Noppen, Rillen oder Erdbeergeschmack kennen wir. Lümmeltüten im Handpuppenstil nicht. Gibt es aber. Heißen Scherzkondome und sehen tatsächlich ziemlich lustig aus. So kann er »ihn« als Fliegenpilz, Haifisch, Osterhasen oder Elefant (schon wieder!) verkleiden – wer's mag. Für Jecken und Narren, die beim Karneval auf alle Eventualitäten vorbereitet sein wollen. Aber Achtung: als Verhütungsmittel ungeeignet!

Penis-Knigge

7 Don'ts, die jeder Gentleman vermeiden sollte

1. **Mangelhafte Hygiene:** Eigentlich selbstverständlich, aber nicht immer gegeben. Mann muss zum Sex von Kopf bis Fuß frisch gewaschen bzw. geduscht antreten. Besondere Aufmerksamkeit gilt dabei naturgemäß den Geschlechtsteilen. Schließlich träumt jeder Penis von Spontansex und Fellatio. Da sollte man stets gut vorbereitet sein. In Sachen Beduftung gilt die alte Regel »Weniger ist mehr«. Auf keinen Fall sollte »Er« versuchen, »Ihr« in Sachen Parfüm Konkurrenz zu machen.

2. **Abgetragene Unterwäsche:** Für Frauen gar keine Frage – sexy Dessous dürfen nicht fehlen. Aber Männer? Fehlanzeige. Nach dem Motto: »Das Gute daran ist das Gute darin« scheint »Er« sich auch in ausgeleierten, vergilbten Unterhosen super sexy zu fühlen. Männer, so geht das nicht! Ab ins Wäschegeschäft! Noch ein Tipp: Ob Boxershorts, Pant oder Slip ist Geschmacksache, aber Finger weg von lustigen Aufdrucken. Die sind eher was für Clowns. Ach ja, und sauber muss die Unterwäsche natürlich auch sein. Jeden Tag ein frischer Slip schützt vor Müffeln im Schritt!
3. **Zu früh kommen:** Ladys first! So lautet die große Überschrift beim Heterosex. Vor allem, wenn es sich um die ersten Dates handelt. Wer sich schon zu Beginn keine Mühe gibt, wird früher oder später scheitern.
4. **Kopf runterdrücken**: Klar liebt »Er« es, wenn »Sie« ihm einen bläst. Dem Verlangen nach Fellatio auf diese Weise Ausdruck zu verleihen ist jedoch überaus chauvinistisch und erniedrigend. Die Entscheidung zum Blowjob sollte er unbedingt ihr überlassen. Und sich in Geduld üben.
5. **Wie war ich?** Klar interessiert »Ihn«, ob »Sie« es gut fand. Trotzdem ist diese Frage ein absolutes No-Go. Besser, er verlässt sich auf sein Gefühl.
6. **Kommen und gehen:** Frauen sind nach dem Sex besonders empfindsam und sensibel. Wer nach dem Sex Leine zieht, hat verschissen.
7. **Fußfrust:** Sex in Socken ist ein absoluter Abturner! Selbst wenn die Strümpfe nagelneu sind. Und drunter gilt: Frauen lieben gepflegte Füße! Lange Fußnägel, Schrunden, Hornhaut und womöglich Fußpilz sind für sie der Abgrund. Einzige Ausnahme: ein Quickie! Da bleiben schließlich sogar die Schuhe dran.

Nein heißt nein

Auch wenn »Er« überzeugt davon ist, eindeutige Signale bekommen zu haben oder die Hüllen bereits gefallen sind, gilt: Die Beteiligten dürfen jederzeit abbrechen! Zugegeben, das ist nicht leicht, vor allem, wenn Mr. Long schon so richtig in Fahrt gekommen ist. Ein »Nein« beim Sex zu akzeptieren, ist und bleibt jedoch oberstes Gesetz. Und die Chance für den Penis und seinen Träger, Charakterstärke zu zeigen.

Teil II:

Die Hoden

4. Ziemlich beste Freunde

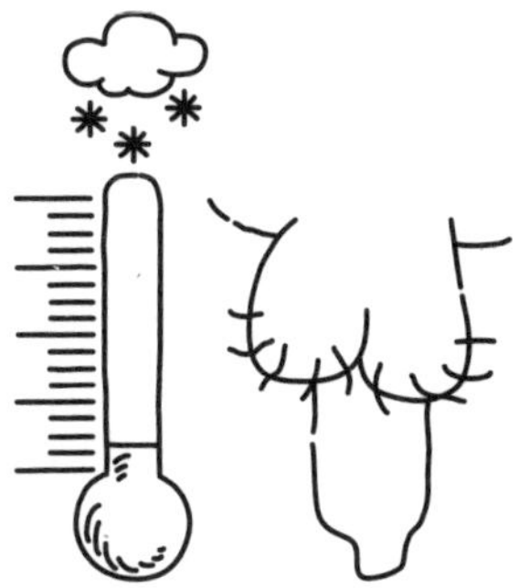

Hightech-Beutel mit eingebauter Klimaanlage

Kommen wir nun zu den besten Freunden des Penis. Die Zwillinge befinden sich, praktisch in einem flexiblen Beutel verpackt, direkt unter dem Glied. Dort baumeln sie in luftiger Höhe, aufgehängt zwischen Peniswurzel und Anus außerhalb des männlichen Körpers.

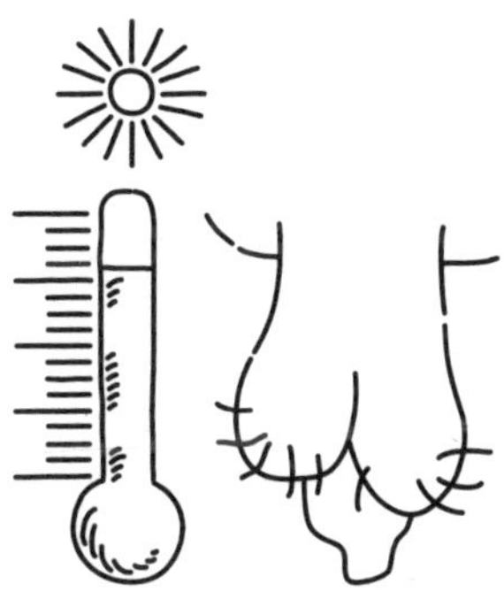

Und das hat einen tieferen Sinn, denn die Luftkühlung tut ihnen einfach gut. Der Grund: Für das Wohlergehen ihrer kostbaren Ladung wäre es im Inneren des Organismus zu warm. Für die Spermienproduktion und -lagerung wird eine konstante Temperatur von 35 Grad benötigt, also rund zwei Grad kühler als »drinnen«. Genial: Um diese Idealtemperatur zu gewährleisten, bedient sich die Natur einer ausgeklügelten »Klimaanlage«. Das Gewebe des Hodensacks ist erstens hochflexibel und zweitens mit einem kleinen Hebemuskel ausgestattet, dem Musculus cremaster. Bei niedrigen Temperaturen ziehen sich das Gewebe und der Hodenheber zusammen, so dass sich die Testikel näher an den warmen Körper schmiegen, bei höheren Temperaturen hingegen glättet sich die schrumpelige Haut und der Hebemuskel entspannt sich, die Hoden hängen nun wieder etwas tiefer und »kühlen sich ab«.

Unfruchtbar durch Unterwäsche?

Von Mutter Natur nicht vorgesehen: Die Modeerscheinung enger Herrenslips in Kombination mit einer überwiegend sitzenden Tätigkeit. Derart eingeklemmt und an den zu warmen Körper gepresst, ist die »Klimaanlage« wirkungslos, der Inhalt leidet. Wissenschaftler sehen darin einen von vielen Gründen für die genannte Problematik sinkender Spermienzahl und -qualität.

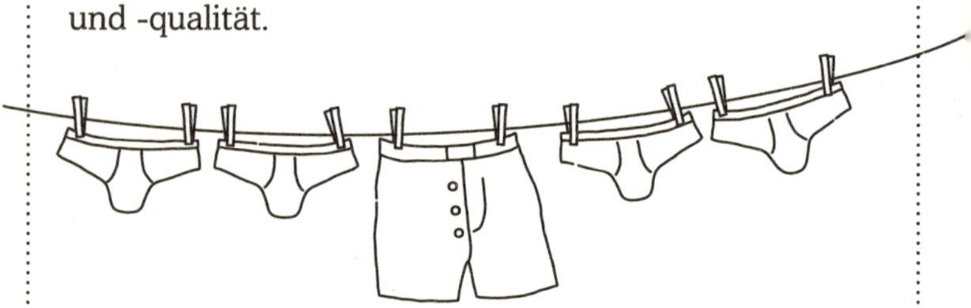

Tipp: Let it swing! Weite Unterwäsche (Boxershorts) benutzen und weniger Zeit im Sitzen verbringen! Eine überwiegend sitzende Tätigkeit birgt zudem ein erhöhtes Risiko für Herz-Kreislauf-Erkrankungen, die wiederum häufig mit Erektionsstörungen einhergehen.

Ein äußerst ehrgeiziges Paar

Die Hoden eines einzigen Mannes arbeiten so, als hinge der Fortbestand der gesamten Menschheit von ihnen ab. Täglich werden rund 100 Millionen (!) Spermien neu gebildet, obwohl, wie man weiß, ein einziger Samenfaden ausreicht, um zu einer Befruchtung zu führen und ein neues Menschenleben auf den Weg zu bringen. Doch die Devise der Gonaden lautet: nicht kleckern, sondern klotzen! Nun mag man einwenden, dass es sich bei der eher überschaubaren Menge von etwa einem Teelöffel Samenflüssigkeit pro Ejakulation eher um ein Kleckern handelt. Doch untersucht man die trübe Masse unter dem Mikroskop, kommt Erstaunliches zum Vorschein. Sage und schreibe 400 Millionen Spermien tummeln sich durchschnittlich in dieser Ursuppe des Lebens. Was zu einem zugegebenermaßen etwas schwindeligen Vergleich verleitet: Theoretisch würden 20 Samenergüsse ausreichen, um die gesamte Weltbevölkerung (derzeit 7,5 Milliarden) zu reproduzieren – wow!

Vorbereitung zum Massenstart

Nicht nur die Anzahl männlicher Keimzellen ist erstaunlich. Auch deren Entstehungsweise beeindruckt. Sie wird als Spermiogenese oder Spermatogenese bezeichnet. Damit ist die Bildung und Reifung befruchtungsfähiger Spermien aus den sogenannten Urstammzellen gemeint. Dieser komplizierte Prozess beginnt bereits vor der Geburt des Mannes. Während der frühen Embryonalentwicklung kommt es nämlich zu einer Teilung der Stammzellen und der Bildung von Spermienvorstufen, den sogenannten Spermatogonien.

Die Weiterentwicklung dieser Vorstufen setzt dann allerdings erst mit der Pubertät und unter Einfluss von Hormonen wie Testosteron ein. Durch komplizierte Teilungs- und Differenzierungsprozesse entwickeln sich in den Hoden aus den Spermatogonien nun reife Spermien, die Spermatozoen. Insgesamt dauert dieser Vorgang etwa 64 Tage (siehe S. 63). Anschließend liegen die fertigen Spermien in den Nebenhoden zum »Abschuss« bereit. Für ihren Einsatz im genetischen Formel-1-Rennen hat die Natur jeden einzelnen Piloten perfekt gerüstet: In der letzten Phase der Entwicklung wurde der Chromosomensatz mit der Erbinformation halbiert und eine Art Antrieb installiert, ein beweglicher Schwanz, der als Geißel bezeichnet wird und der eigenständigen Fortbewegung jedes einzelnen Spermiums dient. Auch an den »Treibstoff« wurde gedacht. Er wurde in einem Tank im Mittelteil zwischen Kopf und Antrieb untergebracht und besteht aus Mitochondrien, den »Kraftwerken« unseres Zellstoffwechsels – echt genial!

Angenommen, wir haben es mit einem echten Champion zu tun, der tatsächlich das Zeug hat, die Eizelle als Erster zu erreichen – wie kommt er hinein? Wie gelingt es ihm, seine wertvolle Fracht auch sicher abzuliefern? Die weibliche Eizelle ist nämlich von einer stabilen Schutzhülle umgeben – schließlich birgt sie ebenfalls einen äußerst sensiblen Kern. Hier kommt das sogenannte Akrosom ins Spiel. Dieses spitzenförmige Element sitzt oben am Kopf des Spermiums und enthält den Schlüssel zum Glück: Enzyme, die in der Lage sind, die Schutzhülle der Eizelle aufzulösen und die Verschmelzung der Genmaterialien zu ermöglichen. Erst dann findet die Befruchtung statt.

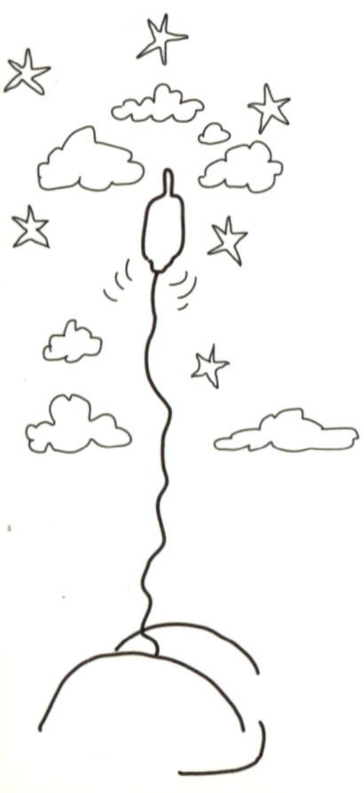

Raketendesign

In gewisser Hinsicht ähnelt das Spermium einer winzig kleinen Rakete. Ein Sprengkopf mit aufgesetztem Zünder, eine Treibladung und ein eigener Antriebsmechanismus. Doch statt Zerstörung zu bringen, geht es darum, den Bauplan für neues Leben an seinen Bestimmungsort zu schießen.

Lebenslanger Nachschub

Im Gegensatz zur Frau, die nur einen begrenzten Vorrat an Eizellen bereithält (danach beginnt die Menopause), wird der komplexe Prozess der Spermienproduktion beim Mann immer weiter fortgesetzt. Auch wenn deren Qualität und Dichte mit zunehmendem Alter abnimmt: Theoretisch können auch sehr alte Männer noch gesunde Kinder zeugen. Beispiel gefällig? Als derzeit ältester Vater der Welt gilt der Inder Nanu Ram Jog: Er zählte stolze 90 Lenze, als sein 21. Kind zur Welt kam, eine Tochter. Als berühmteste Opa-Väter gelten nach wie vor Charlie Chaplin und Pablo Picasso. Der britische Komiker und Schauspieler wurde mit 73 noch einmal Vater, der geniale Künstler mit 67 Jahren.

Risikomanagement

Doch diese Ausnahmen dürfen nicht darüber hinwegtäuschen, dass bereits ab einem Mannesalter von 35 Jahren das Risiko von körperlichen und mentalen Erkrankungen für das ungeborene Kind zunimmt. Experten raten potentiellen Vätern sogar bereits ab einem Alter von 45 Jahren, sorgfältig abzuwägen, ob sie noch für eine Vaterschaft infrage kommen. Ein Rat, der allerdings in krassem Gegensatz zur gängigen Praxis steht. Etwa jedes zwanzigste Kind, das hierzulande geboren wird, stammt von einem Erzeuger, der das fünfzigste Lebensjahr bereits überschritten hat, und bei fast vierzig Prozent (!) der Neugeborenen ist der Vater bereits über fünfunddreißig Jahre alt.

Warum wir einzigartig sind
Der Bauplan von sich sexuell fortpflanzenden Organismen wie uns Menschen besteht aus einem doppelten Chromosomensatz, der in jeder Körperzelle vorliegt. Doppelt (diploid), weil darin sowohl die mütterlichen als auch die väterlichen Erbanlagen gespeichert sind. Jetzt die Ausnahme: In den Keimzellen von Mann und Frau befindet sich jeweils nur ein einfacher, ein haploider Chromosomensatz – logisch, denn bei der Verschmelzung der beiden Zellkerne soll ja wieder ein kompletter, doppelter Satz entstehen. Das Geniale: Durch die vorausgegangene Teilung und anschließende Neukombination tausender Erbinformationen entsteht bei jeder Befruchtung ein unverwechselbares Individuum. Es gibt allerdings wieder eine Ausnahme: eineiige Zwillinge – aber die sind sehr selten! Nur eine von rund 250 Schwangerschaften endet mit der Geburt zweier genetisch identischer Individuen.

Blau oder braun?
Für jedes Körpermerkmal, zum Beispiel die Augenfarbe, liegen zwei sogenannte Allele vor, eines von der Mutter, eines vom Vater. Welches sich durchsetzt, folgt den komplizierten Regeln der Vererbungslehre. Im Falle der Augenfarbe gilt: Blaue Augen sind gegenüber braunen rezessiv, das heißt, wenn je ein Allel für braun und blau vorliegt, werden die Augen des Kindes braun sein.

Der lange Weg zur Eizelle

Wenn Sie finden, dass bei der Vergabe von Medizinstudienplätzen ein zu großer Konkurrenzkampf herrscht (für etwa 50 000 Bewerber gibt es 9000 Studienplätze), werfen Sie mal einen Blick auf die folgende Dimension von Wettbewerb: Bis zu 600 Millionen Spermien treten den Wettlauf in Richtung Eizelle an. Nur die allerbesten schaffen es auf die Zielgerade, sprich, in den Eileiter. Sie eilen einer einzigen reifen Eizelle entgegen. Und am Ende wird es nur einem einzigen Spermium gelingen, das Ovum zu befruchten. Seiner Leistung verdanken wir unser Leben!

Faktenbox Spermien

Länge: 50 bis 60 µm (µm = Mikrometer; 1000 Mikrometer sind ein Millimeter).
Ejakulationsgeschwindigkeit: zirka 17 km/h.
Geschwindigkeit im Eileiter: 3 bis 4 mm pro Minute.
Transportzeit: 1-3 Stunden zur Eizelle.
Haltbarkeit: 24-72 Stunden.
Spermien pro ml Ejakulat: 20 bis 150 Millionen.
Durchschnittliches Volumen eines Samenergusses: 2 bis 6 ml.
Nährwert: 5 bis 7 kcal pro Ejakulation.
Spermienproduktion pro Tag: 100 Millionen.

Unfruchtbar durch Fleischverzicht?

Wissenschaftler der Loma Linda University Medical School in Kalifornien haben Hinweise darauf gefunden, dass die Fruchtbarkeit von Vegetariern und Veganern unter dem Fleischverzicht leiden könnte. Zunächst war man von positiven Effekten dieser als gesünder geltenden Ernährungsform ausgegangen. Doch das Gegenteil war der Fall: Vegetarier und Veganer hatten im Schnitt nur 50 Millionen Spermien pro Milliliter und damit 20 Millionen weniger als die Männer der fleischessenden Kontrollgruppe. Hinzu kam: Die Spermien der Fleischesser waren wesentlich aktiver. Die Forscher vermuten, dass zwei Gründe für das schlechte Abschneiden der Vegetarier verantwortlich sein könnten. Erstens eine unzureichende Vitaminzufuhr und zweitens eine für Veganer und Vegetarier typische sojareiche Ernährung.

Vorausgehende Studien hatten nämlich gezeigt, dass eine sojareiche Ernährung sich negativ auf die Fruchtbarkeit von Männern auswirken kann. Dies hängt vermutlich mit in Sojaprodukten vermehrt enthaltenen pflanzlichen Östrogenen zusammen, die zu Störungen im Hormonhaushalt der Männer führen können. Kritik zu den Studienergebnissen aus Kalifornien kommt von Vegetarierverbänden. Sie bezweifeln die Aussagekraft der Ergebnisse aufgrund der geringen Teilnehmerzahl. In der vorliegenden Studie wurden 443 Nicht-Vegetarier mit nur 26 Vegetariern und lediglich 5 Veganern verglichen. Es erscheint also notwendig, an diesem Thema auf breiterer Basis weiter zu forschen.

Alarmierende Studie: Westliche Männer bald unfruchtbar?

Eine Langzeitstudie zur Manneskraft kommt zu alarmierenden Ergebnissen: Männer aus entwickelten Industrienationen produzieren immer weniger Spermien. Die Anzahl pro Samenerguss ist seit den siebziger Jahren um fast sechzig Prozent (!) gesunken. Die im Fachmagazin »Human Reproduction Update« veröffentlichte Metastudie basiert auf einer Datenbasis von fast 43 000 Männern. Doch warum betrifft der massive Spermienschwund vor allem die Bewohner der Industrienationen mit typisch westlichem Lebensstil? Über die Gründe der Spermakrise sind sich die Wissenschaftler nicht einig. Diskutiert werden Handystrahlung, Übergewicht, Bewegungsmangel, Alkoholkonsum und hormonelle Belastung durch Umwelt und Trinkwasser. Bezeichnend: Bei Männern aus Afrika, Asien und Südamerika konnte der Abwärtstrend nicht festgestellt werden.

6 Tipps zur Verbesserung der Fruchtbarkeit

1. Richtige Ernährung

Paare, die den Wunsch haben, Kinder zu bekommen, sollten auf die Ernährung des Mannes achten. Verschiedene Studien belegen, dass die folgenden Mikronährstoffe eine positive Auswirkung auf die Spermienqualität und Dichte haben.

- **Vitamin C:** Lebensmittel, die reich an Vitamin C sind, verbessern die Gesundheit der Spermien, es treten weniger DNA-Schäden auf. Erste Hilfe: Ein kleines Glas frisch gepresster Orangensaft täglich.
- **Zink:** Bei Zinkmangel fallen die Testosteronwerte und damit die Samendichte deutlich ab. Beträchtliche Mengen Zink liefern dunkles Fleisch, Haferflocken, Nüsse und Hülsenfrüchte. Mit absoluten Topwerten werden Austern ihrem Ruf als Aphrodisiakum gerecht. Die Meeresfrüchte enthalten 86 mg Zink pro 100 g! Zum Vergleich: Lammfleisch enthält 5 mg/100 g.
- **Kalzium und Vitamin D:** Studien deuten darauf hin, dass Kalzium und Vitamin D die Fruchtbarkeit bei Männern verbessern. Milchprodukte wie

Joghurt, Quark, Käse liefern Kalzium. Vitamin D ist in fettreichen Fischsorten wie Hering und Lachs, in Eiern und Milchprodukten enthalten.

2. Am Ball bleiben

Nicht alle Spermien sind voll beweglich und frei von fehlerhaften Genabschnitten. Studien belegen jedoch, dass durch häufige Ejakulation der Anteil schadhafter Spermien reduziert werden kann. Häufiger Sex mindert zwar Menge und Konzentration der Spermien, wichtiger sind aber ihre Beweglichkeit und Qualität. Auf welche Art der Samenerguss zustande kommt, ist dabei unwichtig. Auch Handarbeit führt zum Erfolg!

3. Regelmäßig Sport

Körperliche Aktivität erhöht den Testosteronspiegel und wirkt gleichzeitig luststeigernd! Doch Vorsicht, es kommt wie so häufig auf das richtige Maß an. Bei exzessivem Ausdauersport (Marathon, Triathlon) fährt die Ausschüttung von Testosteron herunter. Nur moderates Training hat einen positiven Einfluss auf die Spermien. Ideal: dreimal pro Woche dreißig bis sechzig Minuten Joggen, Walken oder Schwimmen.

4. Keine Anabolika

Zugegeben, ein austrainierter männlicher Körper wirkt auf viele Frauen attraktiv und erhöht so die Wahrscheinlichkeit für sexuellen Erfolg. Doch Wissenschaftler stellten fest: Wer mit Anabolika nachhilft, geht ein hohes Risiko ein: Je länger der Missbrauch andauert, desto höher ist die Wahrscheinlichkeit, unfruchtbar zu werden. Die Hoden bilden sich zurück und versagen schließlich ihren Dienst, so dass keine Spermien mehr im Ejakulat nachgewiesen werden können.

5. Kein Nikotin

Eindeutig ist die Studienlage bezüglich des Rauchens. Regelmäßiger Tabakkonsum senkt nicht nur die Fruchtbarkeit, sondern führt auch zu missgebildeten Spermien und mutiertem Erbgut. Die Folgen: ein nachweislich höheres Gesundheitsrisiko für das Kind. Die gute Nachricht: Da ständig neue Spermien heranreifen, reicht eine dreimonatige Nikotinabstinenz, um das Risiko zu minimieren.

6. Keine Drogen

Dass Frauen, die einen Kinderwunsch hegen, auf Drogen verzichten sollten, ist lange bekannt. Doch auch für Männer gilt das Gebot: Nehmen Sie keinen Alkohol und keine anderen Drogen zu sich! Studien belegen, dass der tägliche Konsum von Wein, Bier oder Spirituosen den Testosteronwert und die Spermienmenge mindern und die Anzahl geschädigter Spermien erhöhen kann. Damit verringert sich nicht nur die Wahrscheinlichkeit einer erfolgreichen Befruchtung, es steigt gleichzeitig das Risiko von Fehlgeburten und genetisch bedingten Erkrankungen beim Nachwuchs.

7. Kein Übergewicht

Studien zeigen, dass sich Übergewicht negativ auf die Zeugungsfähigkeit auswirkt. Forscher der Universität Kopenhagen baten 1500 dänische Wehrpflichtige zur Samenspende. Das Ergebnis: Übergewichtige Probanden ab einem Body Mass Index (BMI) von über 25 litten unter einer signifikant schlechteren Spermienqualität.

Qualitätscheck

Mit Hilfe eines sogenannten Spermiogramms kann die Qualität des männlichen Ejakulats untersucht und dargestellt werden. Die Analyse dient der Beurteilung der Zeugungsfähigkeit, zum Beispiel bei Verdacht auf Unfruchtbarkeit oder, im Gegenteil, wenn die Sterilität nach einer Vasektomie sichergestellt werden soll. Das dafür erforderliche Sperma wird mittels Masturbation gewonnen und anschließend urologisch untersucht. Die Kosten liegen bei etwa achtzig Euro. Im Zentrum der Analyse steht die Beurteilung der Samenzellen mit Hinblick auf ihre Konzentration, Beweglichkeit, Vitalität und Form. Alternativ kann die Spermienqualität auch mittels eines Schnelltests aus der Apotheke geprüft werden. Das Verfahren ist jedoch weniger zuverlässig, da auf diese Weise bisher nur ein Teil der notwendigen Parameter erfasst werden kann. Der Preis für solch eine erste Einschätzung liegt bei rund zwanzig Euro.

Sperma als Antidepressivum

Sperma hat offenbar eine antidepressive Wirkung. Dies belegt eine Studie mit fast 300 Probandinnen. Die Wissenschaftler der State University of New York befragten die Frauen nach ihrem Sexleben. Außerdem wurde mit ihnen ein anerkannter klinischer Test zur Erhebung von Symptomen für Depression durchgeführt. Verblüffendes Ergebnis: Frauen, die grundsätzlich mit Kondom verhüten und die daher kein Sperma in ihren Körper aufnehmen, leiden häufiger an Depressionen als jene, die auf Kondome verzichten. Mögliche Erklärung: Die im Sperma vorhandenen Endorphine gelangen über die Vaginalschleimhaut direkt in den Blutkreislauf. Dort entfalten die Glückshormone ihre Wirkung.

5. Der Orgasmus

Geniestreich der Evolution

Wenn der Evolution etwas wichtig ist, setzt sie eine Art Belohnung aus, um ihr Ziel zu erreichen (Psychologen nennen es das »Selbstbelohnungssystem«). Und weil die Arterhaltung mehr als wichtig ist, sagen wir megawichtig, hat sich die Evolution etwas ganz Besonderes ausgedacht: den Orgasmus! Wer seine Gene weitergibt, wird mit einem sensationellen Glücksgefühl belohnt, dem absoluten Superkick! Macht sofort süchtig, will man immer wieder haben, aber das Beste: ist absolut unschädlich. Anders gesagt: Was gut für uns ist, macht auch noch Spaß – wie geil ist das denn?!

Die Reise zum absoluten Höhepunkt

Was auch immer der Anlass sein mag, eine sanfte Berührung, eine erotische Stimme oder der verführerische Duft eines Frauenkörpers – das Verlangen eines Mannes lässt sich auf sehr unterschiedliche Art wecken. Von der ersten Erregung bis zum ultimativen Kick führen vier Stufen der Erregung.

Phase 1: Das Feuer wird entfacht

Was im Kopf passiert: Im männlichen Gehirn wird ein heftiger Hormoncocktail gemixt und in die Blutbahn geschickt. Testosteron, von dem Männer etwa zehn Mal mehr produzieren als Frauen, heizt der Libido ein, während über das sogenannte Belohnungssystem eine Extraportion Dopamin ausgeschüttet wird. So wird ein unwiderstehlicher Drang ausgelöst, das Begehrte auch zu bekommen.

Was im Körper passiert: Ist die Lust einmal geweckt, übernehmen die Sexzentren im Gehirn das Kommando: Hypothalamus und limbisches System aktivieren den Parasympathikus, auch als Erektionsnerv bekannt. Dieses Netz aus weit verzweigten Nervenbahnen versetzt den gesamten Körper in Erregung. Die Folgen: Die Körpertemperatur steigt und die Herzfrequenz erhöht sich, während Botenstoffe wie das Melancortin die neuronalen Zentren im Rückenmark stimulieren und so dafür sorgen, dass sich eine Erektion einstellt.

Kommt es in dieser Phase zu Verzögerungen, zum Beispiel durch ein ausgeprägtes Vorspiel, erhöht das Gehirn nochmals die Dopamin-Produktion und der Erregungsgrad wird weiter gesteigert.

Phase 2: Zur Sache, Schätzchen

Was im Kopf passiert: Unter dem steigenden Einfluss des Dopamins kennt der Mann jetzt nur noch ein Ziel: Er möchte möglichst direkt zum Orgasmus kommen. Doch noch übernimmt der Verstand ein gewisses Maß Kontrolle. Männer haben schließlich gelernt, Rücksicht auf die Bedürfnisse ihrer Partnerin zu nehmen. Ein Kampf zwischen Trieb und Verstand entbrennt. Hier entscheidet sich, wer ein guter Liebhaber ist. Gelingt es, Tempo herauszunehmen und die Frau »aufholen« zu lassen? Oder läuft es doch eher auf einen Ego-Trip hinaus? Hilfreich kann es in dieser Phase sein, der Frau die Regie zu überlassen. Zum Beispiel in der Reiterposition. So kann sie den Rhythmus und die Tiefe seines Eindringens bestimmen und den Grad der Erregung steuern, während sie alles im Blick hat.

Was im Körper passiert: Prostata und Hoden schwellen an, während sich im Penis die zehnfache Menge Blut anstaut. Die Folge: Jede weitere Stimulation wird zur süßen Qual. Es ist nur noch eine Frage der Zeit, bis der Verstand aufgibt und dem Drängen nach Erlösung erliegt. Kurz vor dem Orgasmus stagniert die sexuelle Erregung auf höchstem Niveau – letzte Chance für eine bewusste Einflussnahme auf die Ereignisse. Spätestens jetzt muss die Notbremse gezogen werden, falls mit der Partnerin ein »Coitus interruptus« verabredet worden ist.

Phase 3: Point of no Return

Was im Kopf passiert: Wenige Sekunden vor dem Orgasmus liegt der berühmte Point of no Return. Auch wenn im Tal noch nichts zu spüren ist, die Lawine hat sich bereits gelöst. Im Gehirn setzt ein vorübergehender Ausnahmezustand ein. Unter Einfluss von Dopamin und Serotonin stehen Zeit und Raum still, die Schwerkraft scheint außer Kraft gesetzt. Die intellektuellen Fähigkeiten tendieren gegen null, während Glücksgefühle das Bewusstsein fluten. Die Emotion »Orgasmus« dominiert für zehn bis zwanzig Sekunden das gesamte Wahrnehmungsspektrum des Mannes, während im Körper die Post abgeht.

Was im Körper passiert: Der Blutdruck steigt auf das Doppelte des Normalwertes an, das Herz rast mit bis zu 180

Schlägen pro Minute, die Atemfrequenz steigt zeitgleich auf 40 Atemzüge an. Die Muskulatur bebt unter der gewaltigen Entladung emotionaler Hochspannung. Der nun folgende Samenerguss wird im Zwischenhirn ausgelöst. Es schickt starke Impulse in Richtung Ejakulationszentrum, speziellen Nervenzellen des Rückenmarks, wodurch Kontraktionen der glatten Muskulatur von Nebenhoden und Samenleiter ausgelöst werden. Auf diese Weise wird eine Ladung Spermien in Richtung Harnröhre befördert und mit den dort bereitstehenden Drüsensekreten vermischt. Ausgelöst durch den Druckanstieg in Prostata und Harnröhre erfolgen nun die orgasmustypischen Kontraktionen, die zum schubweisen Ausstoß des Spermas führen. Genialer Trick: Parallel zu diesem komplizierten Vorgang wird die Muskulatur der Harnblase verschlossen, um den Rückfluss von Sperma und die Beimengung von Urin zu verhindern (ein Mechanismus, der nach Prostataoperationen gestört sein kann, wodurch es zu einem »trockenen Orgasmus« kommt, weil sich das Sperma in die Blase ergießt).

Phase 4: Ruhe nach dem Sturm

Was im Kopf passiert: Auf die Anspannung folgt die Entspannung. Das gilt sowohl für den Körper als auch für die Seele. Die ersten Minuten »danach« können sich wie ein milder Drogenrausch anfühlen. Auf die Überflutung mit Serotonin und Dopamin folgen Endorphine und ein seliges Lächeln. Manch ein Mann ist in dieser Phase kaum ansprechbar. Doch die hirneigene Drogenausgabe hält eine weitere Spezialität bereit. Das Kuschelhormon Oxytocin bewirkt, dass er nun auf zärtliche Liebkosungen abfährt. Eine Strategie, die der Arterhaltung dient. Die Evolution sorgt für eine zuverlässige Bindung, die ideale Basis für jede Menge von Nachkommen.

Was im Körper passiert: Nach dem Orgasmus lässt die sexuelle Erregung beim Mann schnell nach. Das Blut zieht sich aus den Geschlechtsorganen in den Kreislauf zurück, die Muskeln entspannen sich. Die stark gereizten Rezeptoren im Genitalbereich benötigen eine Ruhephase, bevor sie wieder aktiv werden können. Bis dahin wird eine Stimulation oft sogar als unangenehm empfunden – es liegt eine Art Überreizung vor, die Zeit braucht, um abzuklingen. Wie lange das dauert, hängt maßgeblich vom Alter des Mannes ab. Junge Kerle sind oft schon nach wenigen Minuten wieder startklar, bei älteren Herren ist der Zug für diesen Abend meist abgefahren.

6. Testosteron

Das mächtigste Hormon der Welt

Testosteron fördert vor allem das sexuellen Verlangen, aber auch Aktivität, Ausdauer und Lebensfreude sowie dominante und aggressive Verhaltensweisen. Das macht es zum Motor für Veränderungen, aber auch zur Keimzelle von Krieg und Gewalt.

Kleine Entwicklungsgeschichte des Testosterons

Bereits in der siebten Schwangerschaftswoche werden bei männlichen Föten, angeregt durch das Y-Chromosom, kleine Mengen Testosteron gebildet. In der Folge verändert sich das zunächst undifferenzierte Gewebe im Genitalbereich, der Penis beginnt zu wachsen. Nach der Geburt legt die Testosteronproduktion erst mal eine Pause ein. Mit Beginn der Pubertät gibt die Hirnanhangsdrüse das Startsignal für das Wiederaufleben der Hormonproduktion, das Testosteron entfaltet nun seine volle Wirkung. Die Folge: Penis und Hoden vergrößern sich, die Schamhaare beginnen zu sprießen, die Muskelmasse nimmt zu, und die Stimme wird tiefer und männlicher. Bald darauf meldet sich der Sexualtrieb mit unbändiger Kraft. Das Verlangen nach körperlicher Vereinigung bestimmt weite Teile des Denkens. Feuchte Träume und Selbstbefriedigung dienen als Ventil. Mit dem Erwachsenwerden passt sich der Testosteronspiegel der Lebenssituation an. Studien haben ergeben, dass bei Männern, die eine Familie gründen, der Testosteronspiegel deutlich abfällt, während er sich bei Singles auf einem relativ hohen Niveau einpendelt (siehe S. 81: »Kleine Hoden, gute Väter?«).

Hormone als Antriebsfeder politischer Umwälzungen

Männer produzieren etwa zehnmal so viel Testosteron wie Frauen. Entsprechend stark sind ihr sexuelles Verlangen und ihre Risiko- und Aggressionsbereitschaft ausgeprägt. Und je jünger sie sind, desto mehr Testosteron rumort in den männlichen Körpern. Sex könnte als Ventil dienen. Das Problem: Gerade bei Heranwachsenden kann die Sexualität oft nicht voll ausgelebt werden. Kommen rigide Moralvorstellungen hinzu, wie sie zum Beispiel in einigen muslimischen Ländern herrschen, entsteht eine brisante Grundstimmung, die politischen Sprengstoff birgt. Soziologen vermuten, dass der sogenannte Arabische Frühling vor allem von sexuell frustrierten jungen Männern getragen wurde. In Kairo, Tunis oder Tripolis zeigten die Bilder tatsächlich vor allem Männer, die sich gegen das Regime erhoben. Bezeichnend: Als am 12. Februar 2011 die Ägyptischen Revolutionäre den Rücktritt Mubaraks feierten, riefen sie: »Wir haben unsere Freiheit wieder! Wir können jetzt heiraten!«

Quelle der Aggression und Veränderung

Unverheiratete junge Männer mit viel Testosteron im Blut stellen gesellschaftlich betrachtet eine potentielle Gefahr dar. Ihr chronischer sexueller Frust steigert die Aggressionsbereitschaft bis zur Todesverachtung. Wird diese Unzufriedenheit kanalisiert und in politische Bahnen gelenkt, kann es zu Revolutionen,

Umstürzen und Kriegen kommen. In stabileren politischen Systemen bricht sie sich auf andere Art Bahn. Die englische Redewendung »testosterone poisoning« beschreibt unvernünftiges, negatives Gebaren von Männern unter Hormondruck. Zum Beispiel illegale Auto- oder Motorradrennen, Kneipenschlägereien oder Randale in Fußballstadien. Nicht selten enden derartige Aktionen tödlich. So bilden zum Beispiel achtzehn- bis vierundzwanzigjährige männliche Verkehrsteilnehmer das mit Abstand höchste Unfallrisiko im Straßenverkehr. Sie sind gleichzeitig Unfallverursacher und Opfer. Auf eine tödlich verunglückte Frau dieser Altersgruppe kommen fast vier Männer.

Testosteron macht doof

Männer, die unter erhöhtem Testosteronspiegel stehen, sind dümmer als andere, merken das aber nicht. In einer Doppelblindstudie wurde 234 Männern morgens ein Gel appliziert. Die eine Hälfte enthielt auf diese Weise eine zusätzliche Dosis Testosteron, die andere bekam ein wirkungsloses Placebo auf den Oberarm geschmiert. Dann standen für die gesamte Gruppe Denksportaufgaben auf dem Programm. Ein Beispiel: Eine Alge in einem Teich wächst jeden Tag auf das Doppelte ihrer vorherigen Größe, nach 48 Tagen bedeckt sie den gesamten Teich. Nach wie vielen Tagen bedeckt sie die Hälfte? Die intuitive Antwort »nach 24 Tagen« ist falsch. Die richtige Antwort: Nach 47 Tagen hat die Alge den halben See bedeckt. Es erfordert eine gewisse Konzentration, der Gefahr einer schnellen, eher intuitiven Antwort zu entgehen, und die Bereitschaft zur Selbstkritik. Für die richtige Antwort muss man willens sein, die spontane erste Lösung zu hinterfragen und als falsch zu entlarven. Genau hier patzten die Testosteron-Kandidaten. Sie lösten im Schnitt nur die Hälfte der Aufgaben richtig, während die Teilnehmer ohne Testosteron-Gel zwei Drittel schafften. Fazit: Für anspruchsvolle intellektuelle Leistungen sind »Testosteron-Männer« nicht gut zu gebrauchen. Das Hormon macht sie dümmer, gibt ihnen aber gleichzeitig das Gefühl, schlau zu sein. Und warum ist das so? Die Vermutung der Wissenschaftler: Ursprünglich waren Bauchentscheidungen lebenswichtig. Zum Beispiel wenn es darum ging, ob man vor einem Raubtier fliehen oder es bekämpfen soll. Gleichzeitig verleiht Männern ein selbstbewusstes Auftreten einen höheren sozialen Status, was Frauen anziehend finden. Merke: Mutter Natur verfolgt immer ein Ziel, die Arterhaltung! In diesem Sinne: Testosteron macht Männer zwar ein bisschen doof, aber sexuell attraktiv – und erhöht so die Chance auf Fortpflanzungserfolg.

Spielball weiblicher Sexuallockstoffe

Der Duft der Frauen hat Einfluss auf die männliche Testosteronproduktion. Die Damen der Schöpfung geben über ihr Vaginalsekret nämlich Sexuallockstoffe ab, die sogenannten Kopuline. Während des Eisprungs steigt der Anteil dieser flüchtigen, kurzkettigen Fettsäuren an. Mehrere Studien belegen, dass Männer auf Kopuline mit einer deutlich gesteigerten Testosteronproduktion reagieren (bis zu 150 Prozent!) und Frauen mit hohen Kopulin-Konzentrationen als besonders attraktiv wahrnehmen – ein Grund, aus dem solche Stoffe einigen Parfüms beigemischt werden. Selbst das Volumen des Ejakulats unter Kopulin-Einfluss stehender Männer steigt signifikant an. Ein Forscherteam leitet daraus die Hypothese ab, dass Männer durch Cunnilingus (Küssen und Lecken der Vagina) zu einem heftigeren Samenerguss kommen, weil die Pheromone bei dieser Sexualpraktik besonders intensiv wahrgenommen werden.

In einem weiteren Forschungsprojekt wurden einer männlichen Testgruppe während der Inhalation von Kopulinen Portraitfotos verschiedener Frauen zur Beurteilung ihrer Attraktivität vorgelegt. Die Versuchspersonen gaben vor und nach der Inhalation eine Speichelprobe zur Bestimmung des Testosteronspiegels ab. Während bei der Placebo-Gruppe, die lediglich Wasserdampf schnüffelte, der Testosteronspiegel leicht sank, war in der Kopulin-Gruppe erwartungsgemäß ein Anstieg zu verzeichnen. Erstaunlich: Die Kopuline bewirkten nicht nur einen Anstieg des Männlichkeitshormons. Gleichzeitig schwand die Kritikfähigkeit bei der Beurteilung der Frauen: Die begehrenswerten Frauen gewannen relativ wenig an Attraktivität, die weniger attraktiven am stärksten. Offenbar hatte eine Bewusstseinsveränderung stattgefunden, die die Fähigkeit der Männer, die Attraktivität einer Frau zu beurteilen, außer Kraft setzte.

Bemerkenswert: Auf Frauen wirken Kopuline konkurrenzfördernd. Die Wahrnehmung »fremder« weiblicher Sexuallockstoffe löst den Impuls aus, die Vorherrschaft über das weibliche Territorium zu sichern.

Immer der Nase nach

Wie stark unser Geruchssinn mit der Sexualität verbunden ist, zeigt ein weiteres Phänomen. Die Fähigkeit zur Duftwahrnehmung wird nämlich wesentlich von unserem Hormonstatus beeinflusst. Bei einem sogenannten Hypogonadismus, einer gestörten Funktion der Keimdrüsen, die beim Mann zu Testosteronmangel und Unfruchtbarkeit führen kann, ist häufig auch der Verlust des Geruchssinns, eine sogenannte Anosmie, zu beobachten. Biologischer Hintergrund: Wenn ein Mann nicht zeugungsfähig ist, nimmt auch seine Wahrnehmung für Sexuallockstoffe ab – schließlich würde eine Kopulation keinen Sinn machen.

Ein hoher Östrogenspiegel bei Frauen führt hingegen nicht nur zum Eisprung, er bewirkt gleichzeitig eine messbar erhöhte Geruchssensibilität – schließlich reagieren auch Frauen auf männliche Pheromone. Während sich die Damen in der unfruchtbaren Zyklusphase wenig empfänglich für die männlichen Lockstoffe zeigen, reagieren sie während der fruchtbaren Tage äußerst sensibel darauf. Kein Wunder, schließlich drängen die Urkräfte der Evolution dazu, jetzt einen möglichst fruchtbaren Mann zu finden. Und eine hohe Konzentration männlicher Sexuallockstoffe steht für die Vitalität und Gesundheit eines potentiellen Erzeugers. Bei Frauen, die mit Hilfe der Antibabypille verhüten, schwächen sich diese Effekte logischerweise deutlich ab.

Pheromone: Ohne Umweg ins Gehirn!

Unser Geruchssinn ist direkt mit dem limbischen System verbunden, jenem Gehirnteil, in dem Emotionen und Instinkte herrschen und der nicht vom Bewusstsein kontrolliert wird. Die sogenannte Riechschleimhaut mit ihren zehn Millionen Nervenzellen liegt im oberen Teil der Nasenhöhle, etwa in Augenhöhe direkt unter dem Gehirn. Die Nase ist damit das einzige Sinnesorgan, das seine Impulse direkt ins Gehirn leitet, ohne dass andere Nervenzellen dazwischengeschaltet wären. Ein Phänomen, das Pheromone für sich zu nutzen wissen. Sie nutzen diese Hotline, um ihre stimulierende Wirkung direkt im limbischen System zu entfalten – alles im Dienste der Arterhaltung.

Kleine Hoden, gute Väter?

Ein Forscherteam der Emory University in Atlanta (USA, Georgia) untersuchte den Zusammenhang von Hodengröße, Testosteronspiegel und Fürsorglichkeit bei der Versorgung des eigenen Nachwuchses. Ergebnis: Väter mit kleineren Hoden beteiligen sich intensiver an der Betreuung ihrer Kinder als Kerle mit dicken Eiern. Zum Beispiel reagierten Männer mit größeren Hoden – unter Beobachtung durch einen Hirnscan – emotional weniger ausgeprägt auf Fotos ihres Kindes. Bei Studien, die derartige Korrelationen zeigen, ist jedoch grundsätzlich Skepsis geboten. Die Frage ist nämlich: Wer beeinflusst hier was? Schließlich könnte es auch sein, dass die Hoden von Vätern schrumpfen, **weil** sie sich intensiv um ihre Kinder kümmern. Dem Laienverständnis nach erscheint das sogar ziemlich plausibel. Heute ist schließlich der verantwortungsbewusste Vatertyp gefragt. Leben Männer ihre weibliche Seite aus, wie von vielen Frauen gewünscht, schrumpfen die Hoden. Man kann eben nicht alles haben!

Risiko Testosteron-Missbrauch

Mehr Testosteron = mehr Männlichkeit? Diese Gleichung funktioniert leider nicht, denn die Wirkungsweise des Männlichkeitshormons ist höchst kompliziert. Vereinfacht dargestellt wirkt Testosteron auf zwei unterschiedliche Weisen: Die androgenen Eigenschaften regen die Produktion von Spermien im Körper an, während die anabolen Eigenschaften zu Muskelwachstum führen. Beim heute weit verbreiteten illegalen Doping im Profi- oder Freizeitbereich werden Präparate mit überwiegend anaboler Wirkung eingesetzt. Schätzungen zufolge haben etwa fünf Prozent der deutschen Fitnessstudiobesucher Erfahrungen mit Medikamentenmissbrauch zur Leistungssteigerung. Hochgerechnet kommen so bundesweit fast eine halbe Million Doper zusammen. Doch die Substanzen wirken komplex, steigern nicht nur das Muskelwachstum, sondern führen zu einer Vielzahl weiterer Veränderungen. So macht Testosteron zum Beispiel auch aktiver, aggressiver und schmerzunempfindlicher.

Paradoxe Wirkung

Das Problem ist: Wer durch zusätzliche Hormongaben nachhilft, riskiert mit hoher Wahrscheinlichkeit, unfruchtbar zu werden. Der Grund: Das Gehirn registriert den höheren Hormonspiegel und signalisiert den Hoden, die Produktion herunterzufahren. Durch dieses Gegensteuern kommt kurz darauf die Spermienproduktion zum Erliegen. Werden die Hormone über einen längeren Zeitraum geschluckt, schrumpfen sogar die Hoden, infolge mangelnder Aktivität. Weitere Nebenwirkungen: Schwere Akne, starker Haarwuchs am Körper, während die Haare auf dem Kopf ausfallen, krankhafte Vergrößerung des Herzmuskels und Leberschäden.

Dicke Eier haben

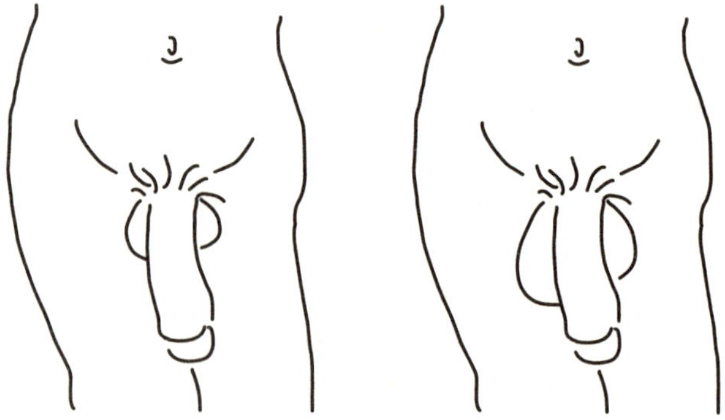

Von »dicken Eiern« ist gern mal die Rede, wenn es, vulgär ausgedrückt, um übertriebenes männliches Gehabe geht. Die Spanier sagen »tener cojones« (auf Deutsch: »Eier haben«), wenn Männlichkeit gefragt ist. Dicke Eier symbolisieren Macht, Dominanz und männliche Potenz. Wer »Eier« hat, der hat das Sagen! Aber hängt die Männlichkeit tatsächlich von der Größe der Testikel ab? Wissenschaftler sind sich uneinig. Die vorherrschende Meinung: Die Größe der Hoden hat keinen direkten Einfluss auf die Spermienqualität und Zeugungsfähigkeit. Mit anderen Worten: Auch kleine Hoden funktionieren. Andererseits schrumpft mit den Hoden auch die Testosteronproduktion und Zeugungsfähigkeit, wie am Beispiel des Anabolikamissbrauchs gezeigt werden konnte (siehe S. 66).

Die eigene Hodengröße bestimmen

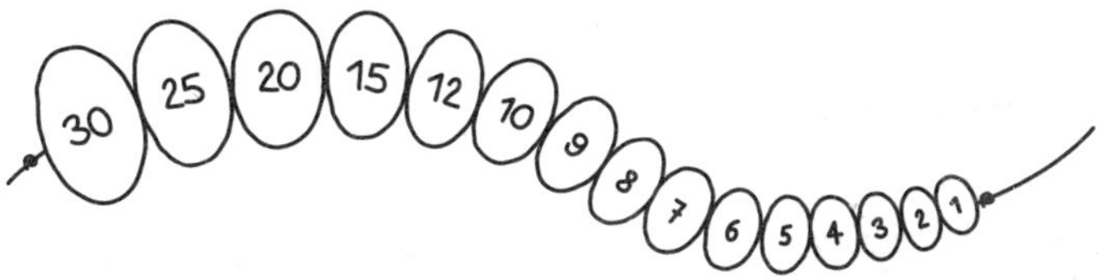

Urologen verwenden einen sogenannten Orchidometer, um die Hodengröße zu bestimmen. Das Messinstrument sieht aus wie eine Gebetskette mit besonders großen Kugeln. Es besteht aus mehreren Hodenmodellen, die auf eine Schnur aufgezogen sind. Auf jeder oval geformten, hodenförmigen Kugel steht eine Zahl für das Volumen in Millilitern. Bei der Bestimmung der richtigen Größe wird ganz einfach verglichen: In die eine Hand nimmt man einen der beiden Hoden, die andere befühlt nacheinander die Orchidometer-Kugeln von klein nach groß, bis die entsprechende Größe gefunden ist. Anschließend muss nur noch das Volumen abgelesen werden, fertig. Alternativ kann das Hodenvolumen auch mit Hilfe eines Ultraschallgerätes bestimmt werden. Als »normal« für einen erwachsenen Mann gelten Hodenvolumen von zwölf bis dreißig Millilitern.

Im falschen Körper geboren

Bei transsexuellen Menschen entspricht das eigene Geschlecht nicht der gefühlten Geschlechtsidentität. Schätzungen zufolge leiden etwa 2000 bis 4000 Menschen in Deutschland unter dem Schicksal, im falschen Körper geboren worden zu sein.

Biologisch sind diese Menschen eindeutig weiblich oder männlich, doch sie nehmen sich als Angehörige des anderen Geschlechts wahr. Meist zeigt sich dieses Empfinden bereits während der Kindheit, mit Beginn der Pubertät nimmt der Leidensdruck oftmals erheblich zu. Eine zunehmende Zahl Transsexueller entscheidet sich schließlich für eine Geschlechtsumwandlung. Dieser Prozess setzt allerdings eine lebenslange Hormontherapie und komplizierte chirurgische Eingriffe voraus.

Frau-zu-Mann-Umwandlung
Vollautomatischer Penis durch Erektionsprothese

Hormone haben einen immensen Einfluss auf unseren Körper. Durch gezielte und dauerhafte Testosterongaben kann sogar eine Geschlechtsumwandlung erreicht werden. Zum Beispiel bei Vorliegen einer sogenannten Frau-zu-Mann-

Transsexualität. Stimme, Körperbehaarung und Körperbau werden männlicher, so dass eine Frau biologisch zum Mann umgeformt werden kann. Zur vollständigen geschlechtsangleichenden »Umwandlung« gehört allerdings eine Reihe von Operationen. Dabei wird der Penis in der Regel aus dem Unterarmlappen geformt und mit Hilfe einer integrierten Erektionsprothese ausgerüstet. Aus den Schamlippen wird ein Hodensack gebildet und mit Silikonprothesen versehen. Zur Versteifung des sogenannten Penoids kann eine hydraulische Pumpe in Form einer Hodenprothese eingesetzt werden, so dass sogar penetrierender Geschlechtsverkehr möglich wird.

Mann-zu-Frau-Umwandlung
Aus dem Penis wird eine Vagina geformt

Auch im umgekehrten Fall ist eine Geschlechtsumwandlung machbar, also bei Menschen, die sich als Frau in einem männlichen Körper empfinden. Die Konsequenz: Penis und Hoden müssen entfernt werden. Die komplizierte Geschlechtsangleichung Mann zu Frau wird meist in zwei Eingriffen durchgeführt und als »Invaginationsmethode« bezeichnet. Nach Entfernung der Penisschwellkörper und der Hoden samt Samensträngen wird operativ eine Art Höhle gebildet. Auf diese Weise entsteht zwischen Enddarm und Blase die sogenannte Neovagina. Diese künstliche Vagina wird mit der eingestülpten Penisschafthaut und einem Hauttransplantat aus dem ehemaligen Hodensack ausgekleidet. Ein Teil der Vorhaut wird an der Eichel erhalten. Aus diesem Gewebe werden später die Schamlippen geformt. Sogar eine Klitoris entsteht aus der Eichel. Schließlich wird die Harnröhre gekürzt und in die neu entstandene Vagina eingebettet. Doch auch diese Form der Geschlechtsumwandlung muss von einer lebenslangen Hormontherapie begleitet werden. Sie besteht aus einer Kombination sogenannter Antiandrogene, die die Wirkung männlicher Geschlechtshormone, insbesondere des Testosterons, hemmen, und weiblicher Hormone wie dem Östrogen.

Keine Macht den Drogen!

Etwa im Alter von zwölf Jahren setzt bei Jungen die Pubertät ein. Ausgelöst durch eine deutlich ansteigende Testosteronproduktion verändern sich Körper und Psyche der Heranwachsenden. Hoden und Penis vergrößern sich, das Schamhaar und der Bart beginnen zu wachsen, die Stimme verändert sich. Es kommt zum ersten Samenerguss. Gravierender sind die mentalen Veränderungen. Testosteron erfüllt nämlich alle Kriterien einer bewusstseinsverändernden Droge. Das Problem: Der hochwirksame Wirkstoff wird massenhaft an Minderjährige abgegeben – und zwar kostenlos. Kaum hat sich die Droge im jugendlichen Organismus manifestiert, überwindet sie die Blut-Hirnschranke und sorgt für ihre bewusstseinsverändernde Wirkung. Hervorzuheben sind eine gesteigerte Risikobereitschaft bei gleichzeitiger Trübung des Urteilsvermögens und eine fatale Selbstüberschätzung. Diese Dreifachwirkung führt unter anderem zu einem erhöhten Unfallrisiko, welches allein in Deutschland jährlich zehntausende »Drogentote« fordert. Und was tut der Gesetzgeber? Gar nichts!

Selbst gegen Ende der Pubertät, mit etwa 21 Jahren, ist das Problem noch nicht gelöst. Denn auch der junge Mann steht unter Drogeneinfluss. Zwar haben sich die meisten Männer an die Wirkung gewöhnt, doch die erhöhte Risikobereitschaft und die Selbstüberschätzung bleiben. Hinzu kommt nun häufig ein weiteres Phänomen, das gesteigerte Aggressionspotential. Die Folgen zeigen sich insbesondere im Straßenverkehr, denn das Führen von Kraftfahrzeugen unter Drogeneinfluss fordert bekanntlich seinen Tribut. Fahrten mit überhöhter Geschwindigkeit und riskante Überholmanöver führen immer wieder zu schweren Unfällen und Verkehrstoten.

Im fortgeschrittenen Mannesalter kommt es infolge dauerhaften Drogenmissbrauchs zu weiteren Bewusstseinsveränderungen. Dazu gehören ein übersteigerter Geltungsdrang und Allmachtsfantasien, die insbesondere bei politischen Entscheidungsträgern zu fatalem Fehlverhalten mit ernsthaften weltpolitischen Folgen führen kann. Logische Konsequenz: Testosteron muss in die Liste der illegalen Drogen aufgenommen werden, der Gebrauch wird nach Betäubungsmittelgesetz (BtMG) unter Strafe gestellt. Und die Umsetzung? Schwierig. In dem aktuellen Theaterstück »Peng« des Dramaturgen Marius von Mayenburg macht eine Ärztin den folgenden Vorschlag: Alle Männer sollten fünf Jahre lang mit einem testosteronsenkenden Wirkstoff behandelt werden. Anschließend wären die größten Probleme der Menschheit wie Kriege, religiöser Fundamentalismus und Überbevölkerung gelöst. Das größte medizinische Experiment aller Zeiten könnte die Welt retten – so die Fiktion. Okay, das ginge dann wohl doch etwas zu weit. Ein interessantes Gedankenspiel ist es aber trotzdem, denn außergewöhnliche Probleme erfordern manchmal radikale Lösungen.

Teil III:

Sex

7. Geschlechtliche Fortpflanzung

Evolution gleich Sex – Ist Gott ein Voyeur?

Biologisch betrachtet ist die geschlechtliche Fortpflanzung eher kompliziert, anfällig und von vergleichsweise geringer Effektivität gekrönt. Fragt sich, warum die Natur sie trotzdem entwickelt hat. Schließlich gibt es bewährte Alternativen, die ohne Sex auskommen. Die asexuelle Fortpflanzung zum Beispiel ist dem Beischlaf zweier getrenntgeschlechtlicher Individuen weit überlegen. Radikalster Vorteil: Es wird kein zweites Geschlecht benötigt. Männer (und ihre Penisse) sind überflüssig. Bei der ungeschlechtlichen Vermehrung besorgen Frauen es sich einfach selber, indem sie ihre Erbinformation kopieren und weitergeben! Funktioniert auch bei extrem geringer Populationsdichte – Aussterben stellt ab sofort keine Gefahr mehr dar. Die aufwendige Suche nach einem passenden Partner oder die kräftezehrende Werbung konkurrierender Kandidaten entfällt. Genial: Es gibt tatsächlich Tierarten, die sich selbst befruchten können, sobald die Dichte ihrer Population unter eine bestimmte Grenze fällt. Die eingeschlechtliche Vermehrung, auch Jungfernzeugung oder Parthenogenese genannt, konnte bei Haien, einzelnen Vogelarten, Reptilien und Amphibien nachgewiesen werden. Fragt sich, warum die Schöpfung dennoch vorzugsweise auf Paarung setzt. Ist Gott ein Voyeur? Wollte er zuschauen, wie wir es treiben? Wohl kaum.

Der entscheidende Vorteil bei der sexuellen Fortpflanzung ist die ständige Neukombination des Erbgutes. Weil die Aufteilung der Chromosomen bei der Bildung der Keimzellen zufällig geschieht, werden bei der späteren Befruchtung und Verschmelzung die Gene der Eltern völlig neu gemischt weitergegeben. Dadurch ergibt sich eine Vielzahl von Genkombinationen, die zu unverwechselbaren Individuen führen. Weiterer Vorteil: Mittels winziger Veränderungen können sich diese Individuen immer besser an die jeweilige Umwelt anpassen – und beim Sex viel Spaß haben. Erst auf diese Weise wird Entwicklung möglich.

Wie der Penis an Land kam

Alles Leben ist einst im Wasser entstanden. Auch das Konzept der verschiedengeschlechtlichen Fortpflanzung nahm hier seinen Anfang. Allerdings konnte von Sex noch keine Rede sein. Fischfrauen legten (und das tun sie noch heute) ihre befruchtungsreifen Eier im Wasser ab, der Fischmann schwamm darüber, ejakulierte und fächelte seine Spermien anschließend in Richtung Eizellen – wie ungeil ist das denn? Selbst Amphibien, die entwicklungsgeschichtlich ersten Landwirbeltiere, müssen zurück ins Wasser, wenn es um die Fortpflanzung geht. Lurch- und Froschweibchen legen ihre Eier, den sogenannten Laich, in der seichten Uferzone ab, wo dann »nach Art der Fische« die Besamung und Befruchtung im Wasser stattfindet. Erst die »richtigen« Landtiere mussten sich, in Ermangelung des alles verbindenden Elementes, etwas Neues einfallen lassen. Es galt nun deutlich näher zu rücken, um eine Befruchtung möglich zu machen. Enge Tuchfühlung und eine Art Verbindungsglied musste her: Der Penis wurde erfunden. Zusätzliches Feuchtwerden auf beiden Seiten, zur Kompensation des fehlenden Wassers, erwies sich als hilfreich und wurde beibehalten.

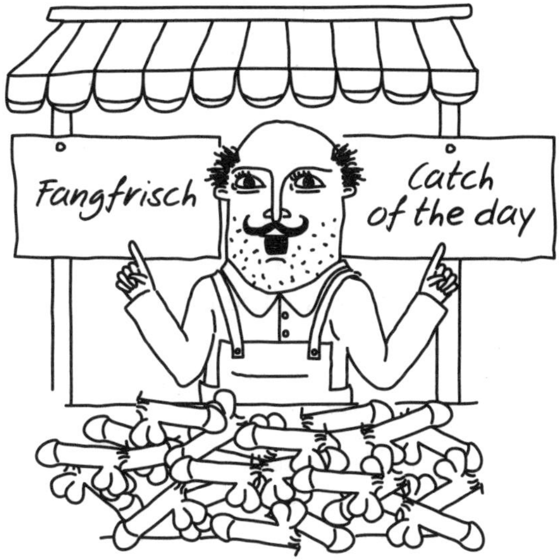

Sex ist der Sinn des Lebens

Ob Pflanze, Tier oder Mensch, für die gesamte Schöpfung gilt: Wer sich nicht vermehrt, ist weg vom Fenster! Denn Sexualität ist nun mal der Schlüssel zur Arterhaltung. Deshalb ist dieser Trieb so stark. Wenn es darauf ankommt, werden alle anderen Bedürfnisse diesem Ziel untergeordnet. Wie sonst ist es zu erklären, dass Menschen sich zu allen Zeiten, auch unter widrigsten Bedingungen, fortgepflanzt haben. Selbst Kriege, Hungersnöte und Vertreibung können die Entstehung neuen Lebens nicht stoppen. Im Gegenteil. Global betrachtet ist die Geburtenrate in den ärmsten und krisenanfälligsten Regionen der Erde am höchsten. Je unsicherer eine Region ist, je mehr ein Land durch Krieg und Not geprägt ist, desto mehr Kinder werden geboren. Eine verzweifelte Strategie der Evolution: Die geringere Lebenserwartung soll durch die hohe Zahl von Nachkommen ausgeglichen werden. Mit Erfolg, wenn man sich die steigenden Bevölkerungszahlen in Ländern wie Afghanistan,

Irak, Somalia und dem Kongo anschaut. Der Sexualtrieb wird zum entscheidenden Faktor im Kampf ums Überleben. Fazit: Wer nicht kopulieren will, muss (aus-)sterben.

8. Männer sind anders

Über die Psychologie der männlichen Sexualität

Männliche und weibliche Sexualität unterscheiden sich, klarer Fall. Aber worin eigentlich genau? Zahlreiche Studien befassen sich mit diesem Thema und kommen zu folgendem Ergebnis: Männer haben andere Fantasien als Frauen, sie reagieren stärker auf optische Reize. Frauen hingegen törnt es eher an, Geschichten zu hören. Männer reagieren dagegen auf das, was sie sehen. Die Darstellung eines schönen, nackten Frauenkörpers wirkt auf heterosexuelle Männer grundsätzlich anziehend. Kein Wunder, dass die Werbung mit diesem Schlüsselreiz arbeitet. Alle möglichen Produkte werden uns in einem Umfeld präsentiert, das von einer attraktiven, oftmals leicht bekleideten Frau dominiert wird. Die Botschaft: Kaufe dieses Produkt und »Sie« gehört ebenfalls dir! Interessanterweise reagieren auch homosexuelle Männer vor allem auf visuelle Reize. Nur, dass bei ihnen natürlich ein schöner Mann die Aufmerksamkeit erregt. Anders funktioniert das bei der Frau. Ein nackter Männerkörper reicht nicht aus. Ob sie ihn erregend findet, hängt vielmehr davon ab, was dieser Mann zu sagen hat, wie er sich verhält, wie er sie anschaut und was er darstellt. Im Vergleich dazu wirkt das Muster männlichen Begehrens eher simpel und berechenbar.

Eine aktuelle Studie darüber, wie Frauen und Männer beispielsweise einen Porno konsumieren, stellt die signifikanten Unterschiede zwischen den Geschlechtern heraus.

Das Spannende: Beide konzentrieren sich eher auf die Frau – jedoch aus ganz unterschiedlichen Gründen. Frauen identifizieren sich mit dem weiblichen Model, sie denken sich also in ihre Geschlechtsgenossin hinein. Gelingt dies, ergibt sich die Erregung aus Empathie. Männer hingegen betrachten den männlichen Darsteller als Konkurrenten und filtern ihn weg. Stattdessen konzentrieren sie sich auf die Frau. Fällt der Blick der weiblichen Betrachterin mal auf den männlichen Darsteller, dann schaut sie ihm ins Gesicht, um seine Emotion zu lesen. Begehrt er mich? Ist er konzentriert bei der Sache? Sein Penis spielt dabei nur eine untergeordnete Rolle. Der Mann hingegen ist vor allem auf die weiblichen Geschlechtsmerkmale fixiert.

Weitere Studien belegen einen anderen wichtigen Unterschied: Es geht um das Zulassen homoerotischer Vorstellungen. Heterosexuelle Frauen und Männer finden homoerotische Fantasien durchaus reizvoll und stehen dazu, solange es dabei um Frauen geht. Ganz anders verhält es sich bei der Darstellung von homosexuellen Handlungen unter Männern, auf die heterosexuelle Männer eher ablehnend reagieren. Diese Ablehnung gleichgeschlechtlicher Reize ist viel stärker ausgeprägt als bei Frauen, Männer sind offenbar deutlich homophober geprägt. Psychologen vermuten, dass Schwulsein auch heute noch mit Unmännlichkeit und Schwäche assoziiert wird. Ein weiterer Grund besteht darin, dass die entwicklungsgeschichtlich bedeutsame Abgrenzung von der eigenen Mutter einen entscheidenden Schritt zur Mannwerdung darstellt. Nicht weiblich zu sein gehört für heterosexuelle Männer sowohl zum Selbstverständnis als auch zur gesellschaftlich geforderten Konvention.

Durchschaubare Kerle
Der Mann muss sexuell erregt sein, um im Laufe des Koitus zu einem Orgasmus und Samenerguss zu kommen. Sonst kann keine Befruchtung stattfinden. Anders verhält es sich bei der Frau. Bei ihr kommt es auf den Eisprung an. Doch der vollzieht sich im Verborgenen und völlig unabhängig von ihrem sexuellen Höhepunkt. Würden Frauen in dieser Beziehung wie Männer funktionieren, müsste der weibliche Orgasmus den Eisprung auslösen. Tut er aber nicht – bestenfalls in Ausnahmefällen. Männer können sich daher nie sicher sein, ob die Befruchtung gelungen ist. Insofern hat die vorwiegend auf das männliche Geschlecht ausgerichtete sexuelle Stimulanz durch Medien, Werbung und Mode einen tieferen Sinn. Würden Männer nämlich das Interesse an Sex verlieren, wäre die Gattung Mensch in Gefahr. Besser ist es also, sie bei der Stange zu halten. Ein weiterer Unterschied: Während der männliche Höhepunkt am Samenerguss zweifelsfrei erkennbar ist, gibt es für den Orgasmus der Frau keine handfesten Belege. Fazit: In Sachen Sex stehen Männer buchstäblich mit heruntergelassener Hose da. Frauen hingegen bleiben undurchschaubar.

Wie Männer zum Mann werden
Die Psychologie geht heute davon aus, dass die emotionale Männlichkeit eines Jungen sich durch die Abstoßung des Weiblichen entwickelt. Der Grund: Mütter sind in aller Regel die primäre Bezugsperson in der Kindheit. Um wahrzunehmen, dass er männlich ist, muss ein Junge sich irgendwann von der Mutter abgrenzen. Er wird bockig, trotzig, kämpferisch und drückt damit aus: Ich bin nicht weiblich! Psychoana-

lytiker nennen diese frühkindliche Entwicklungsphase »Disidentifikation«.
Anders bei jungen Mädchen. Sie brauchen diese Abgrenzung nicht in dem Maße, denn sie sind ja mit der Mutter identifiziert und können dies auch bleiben. Erst später, wenn sich ihre eigene Weiblichkeit entwickelt, kommt es zu Konkurrenz und Konflikt.

Sex mit zwei Penissen

Homosexualität

Schätzungen zufolge sind fünf bis zehn Prozent der Bevölkerung homosexuell. Wenn zwei Männer miteinander Sex haben, sind logischerweise zwei Penisse im Spiel – eine Vagina ist ja nicht vorhanden! Da liegt es nahe, dass der Anus als Alternative ins Spiel kommt. Zumal auch der Schließmuskel und der Enddarm stark enerviert und für sexuelle Stimulation höchst empfänglich sind. Ein Grund, warum der Analsex auch unter Heteropaaren praktiziert wird. Bei einigen schwulen Paaren ist eine Rollenverteilung in einen aktiven und einen passiven Teil gefragt. So werden bereits in den Profilen von schwulen Kontakt-Apps entsprechende Information wie »Bin lieber oben/unten«, »Suche aktiv/passiv«, »Bin devot/dominant« gepostet.

Auch Homosexuelle (Frauen und Männer) sind nicht frei von der in unserer Gesellschaft noch immer vorherrschenden heterosexuellen Prägung. In diesem auch als »Heterosexismus« bezeichneten Wertesystem wird dem Mann eine aktive, dominante und sexuell eher aggressive Rolle zugeschrieben, während die Frau als verletzlich, schwach und sexuell eher passiv gilt. Daher werden auch in der schwulen Szene die sogenannten Bottoms (die passiven Partner) zum Teil als unmännlich betrachtet, da sie im Bett die »Frauenrolle« übernehmen. Die Praxis der Tops (die aktiven Partner), die Bottoms abzuwerten, wird auch »bottom shaming« genannt. Passive Männer werden zum Beispiel herabwürdigend als »Schlampen«, »Schwanzlutscher« oder »Schwuchteln« bezeichnet – ein Zeichen für auch in homosexuellen Kreisen verbreiteten Heterosexismus. Ein weiteres Merkmal besteht darin, dass schwule Paare nicht selten mit der Frage konfrontiert werden, wer von den beiden im Bett die Frau ist. Die Antwort ist natürlich: Keiner ist »die Frau«! Beide sind Männer – das ist ja gerade der Punkt bei einer homosexuellen Beziehung! In anderen Teilen der schwulen Szene wird das Thema »aktiv/passiv« eher differenziert betrachtet. Häufig besteht auch keine grundsätzliche Festlegung, das heißt, die Rollen können durchaus wechseln.

Von Schwanz zu Schwanz

Gleichgeschlechtliche Paare sind relativ selten. Eigentlich verwunderlich. Denn womit kennt Frau/Mann sich besser aus als mit der eigenen Sexualität? Da liegt es doch ziemlich nahe, es auch mal mit dem eigenen Geschlecht auszuprobieren – allein aus Neugier! Einen Penis anzufassen und zu verwöhnen, damit sollte »Mann« sich ja nun wirklich bestens auskennen. Gleiches gilt für Frauen und ihre erogenen Zonen. Doch während relativ viele Frauen im Laufe ihres Lebens lesbische Erfahrungen machen, ist das »Experimentieren« unter Männern so gar nicht angesagt.

Heterosexismus: Die Übermacht der Heteros
Dieser etwas sperrige Begriff beschreibt das gesellschaftlich tief verankerte Denk- und Verhaltenssystem, in dem Heterosexualität als die überlegene sexuelle Orientierung betrachtet wird. Menschen aller sexuellen Orientierungen, also auch Lesben und Schwule, verinnerlichen im Laufe der Sozialisation heterosexistische Wertvorstellungen.

Der Penis als Waffe

Ein dunkles Kapitel zum Thema Sexualität ist der erzwungene Geschlechtsverkehr. Repräsentative Studien aus den USA und Deutschland belegen, dass die Täter zu 99 Prozent, also fast ausschließlich Männer sind, die Opfer zu 80 bis 90 Prozent Frauen. Experten gehen davon aus, dass jede siebte Frau in Deutschland in ihrem Erwachsenenleben mindestens einmal Opfer sexueller Gewalt wird. Bei einer Vergewaltigung wird der Penis zur Waffe, mit der die Penetration gegen den Willen des Opfers durchgeführt wird. Was stimmt nicht mit Männern, die ihre körperliche Überlegenheit ausnutzen, um ihren Trieb gewaltsam zu befriedigen? Die Statistik zeigt, dass sie keiner besonderen Gesellschaftsgruppe entstammen. Vergewaltiger gibt es in allen sozialen Schichten und allen Bevölkerungsgruppen. Psychologen vermuten jedoch, dass bei rund zwei Dritteln der Täter eine Verletzung des männlichen Selbstwertgefühls vorliegt. Bei diesen eher verklemmten Männern spielt der Sex nicht unbedingt die Hauptrolle. Sie wollen ihre Opfer vor allem unterwerfen und demütigen. Die Gewalt ist Mittel zum Zweck: Sie dient der Rache für zurückliegende Schmach, die sie im Laufe ihres Lebens erfahren haben.

Hinzu kommt, dass manche Ehemänner immer noch glauben, ein Recht auf Sex mit ihrer Frau zu haben. Offenbar ist bei ihnen noch nicht durchgedrungen, dass es sich bei Vergewaltigung in der Ehe bereits seit 1992 um eine schwere Straftat handelt, die mit bis zu zehn Jahren Haft geahndet wird. Dennoch werden gerade Ehemänner, Lebensgefährten und Exfreunde besonders häufig zu Vergewaltigern: In fast 80 Prozent der Fälle ist den Frauen der Täter bekannt. Fatal: Während 94 Prozent der Autodiebstähle angezeigt werden, gehen nur etwa 10 Prozent der Vergewaltigungsopfer zur Polizei. Die Gründe: Angst, Schamgefühle und die mangelnde Aussicht auf Erfolg.

9. Guter Sex

Zeit ist relativ

In fünf Minuten kann man einiges erledigen. Zum Beispiel eine Spülmaschine ausräumen, unter die Dusche gehen, ein Mikrowellengericht zubereiten. Oder Sex haben. Länger dauert es nämlich nicht, wenn Paare zur Sache gehen – rein statistisch betrachtet, versteht sich. Klingt erbärmlich – muss es aber nicht sein. Ob die jeweiligen Partnerinnen das ausreichend, sprich befriedigend fanden, wurde im Rahmen einer Studie der Universität von Queensland, Australien, leider nicht abgefragt. Doch die Vermutung liegt nahe, dass die meisten Frauen länger brauchen, um zum Höhepunkt zu gelangen. Es sei denn, sie haben dieses Ziel bereits aus den Augen verloren. Dann könnten ihnen fünf Minuten auch wie eine kleine Ewigkeit vorkommen.

Rätselhaft: Fragt man Paare nach ihrer subjektiven Einschätzung, ergibt sich ein ganz anderes Bild. Rund 17 Minuten dauert der Beischlaf dann durchschnittlich, mehr als das Dreifache der mit der Stoppuhr gemessenen Zeit. Sorgt die sexuelle Ekstase für ein verschobenes Zeitgefühl? Gut möglich, schließlich sind körpereigene Opiate im Spiel. Wie sonst wäre es zu erklären, dass es zu völlig unterschiedlichen Angaben kommt?

Quantität ist nicht gleich Qualität

Vom Rein-Raus-und-Schuss-Quickie bis zur schier endlosen Nummer reicht die Bandbreite der Beischlafdauer. Entscheidender als die Zeitspanne ist jedoch die Qualität – erlaubt ist, was gefällt! Das Zauberwort aber lautet »Synchronisation«. Frust schiebt nämlich, wer beim Liebesspiel nicht hinterherkommt und am Ende keinen Höhepunkt erreicht. In der Praxis trifft das eher die Frauen, woraus dem Mann eine hohe Verantwortung erwächst: Er muss ihr mehr Zeit geben, ihre erogenen Zonen erkunden und sie selbstlos verwöhnen, bis auch sie so weit ist. Die unbestrittene Königsdisziplin ist schließlich der gemeinsame Orgasmus. Wer ihn erlebt hat, möchte es immer wieder so haben. Aber bleiben wir realistisch: Guter Sex ist auch möglich, wenn die Partner hintereinander zum Höhepunkt gelangen.

Vorzeitiger Samenerguss: Hoppla – jetzt komm ich!

Sehr viel häufiger als eine Erektionsstörung kommt der unkontrollierte, vorzeitige Samenerguss vor. Zwischen 20 und 30 Prozent aller Männer leiden unter dem Schnellschusssyndrom, im Medizinjargon als Ejaculatio praecox bekannt. Von dieser sexuellen Funktionsstörung spricht man, wenn die Ejakulation regelmäßig schon etwa eine Minute nach Einführen des Gliedes erfolgt und zu entsprechender Frustration bei beiden Sexualpartnern führt. In schweren Fällen lässt sich die Ejakulation so wenig kontrollieren, dass der Samenerguss bereits vor dem Einführen des Gliedes eintritt. Der vorzeitige Samenerguss ist sowohl durch therapeutische Maßnahmen als auch medikamentös behandelbar. Betroffene sollten das Problem nicht vor sich herschieben, sondern aktiv werden und sich an einen Urologen wenden.

Vertrauen ist gut, Kontrolle ist besser

Männer, die dazu neigen, zu früh zu kommen, sollten sich mit dem sogenannten »Point of no return« vertraut machen, jenem Punkt während des Geschlechtsverkehrs, nach dessen Überschreitung es kein Zurück mehr gibt, der unweigerlich zum Orgasmus und Samenerguss führt. Wer die Vorzeichen zu deuten weiß, kann rechtzeitig einen Gang zurückschalten, um die Kontrolle wiederzuerlangen. Zum Beispiel indem man eine kleine Pause einlegt oder seinen Partner für eine Weile auf andere Art als durch Penetration verwöhnt. Experten empfehlen mentale Ablenkung. Zum Beispiel durch die Konzentration auf ein völlig sachfremdes Thema. Häufig wird das Lösen mathematischer Aufgaben empfohlen. Doch Vorsicht: Wer nicht rechnen kann, wird es beim Sex erst recht nicht können! Hier empfehlen sich Aufgaben wie das Erstellen der Einkaufsliste für den nächsten Baumarktbesuch oder das Durchgehen vergangener Fußballergebnisse. Derart auf andere Gedanken gebracht lässt sich der Höhepunkt hinauszögern. Liebe Herren der Schöpfung, es kommt auf den Versuch an.

6 Tipps bei vorzeitigem Samenerguss

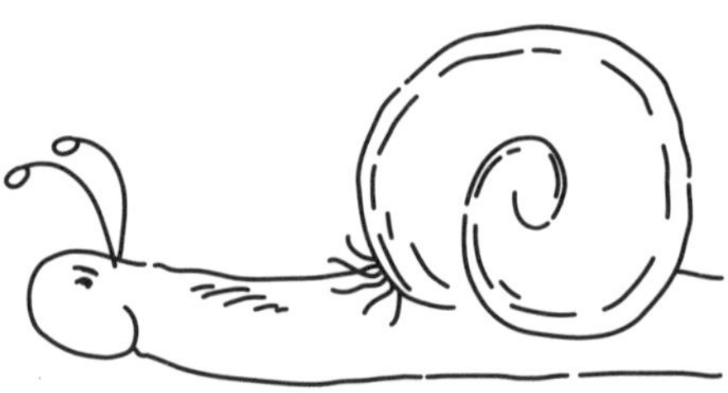

Die Entdeckung der Langsamkeit

Zunächst sei gesagt, dass auch Männer, die nicht unter Ejaculatio praecox leiden, gut beraten sind, beim Sex grundsätzlich einen Gang zurückzuschalten. Frauen mögen es behutsam und zärtlich – von Ausnahmen abgesehen.

8. Sprechen Sie mit Ihrer Partnerin über Ihre Probleme im Bett. Das mindert den Erfolgsdruck und entspannt die Situation. Gegenseitiges Vertrauen und Verständnis sind die Basis für eine erfüllte Sexualität.
9. Nehmen Sie sich Zeit für ein ausgiebiges Vorspiel. Bitten Sie Ihre Partnerin, dabei nicht zu herausfordernd mit Ihrem Penis umzugehen. Indem Sie die Penetration herauszögern, verlängern Sie den Beischlaf.
10. Pausen einlegen. Niemand zwingt Sie zu einer Nonstop-Veranstaltung. Sobald Sie fühlen, dass der Orgasmus naht, ziehen Sie den Penis langsam wieder heraus. Bleiben Sie im Körperkontakt, nehmen Sie ein paar bewusste, tiefe Atemzüge. Sobald Sie die Kontrolle wiedererlangt haben, setzen Sie den Geschlechtsverkehr fort. Diesen Ablauf können Sie so oft wie nötig wiederholen.

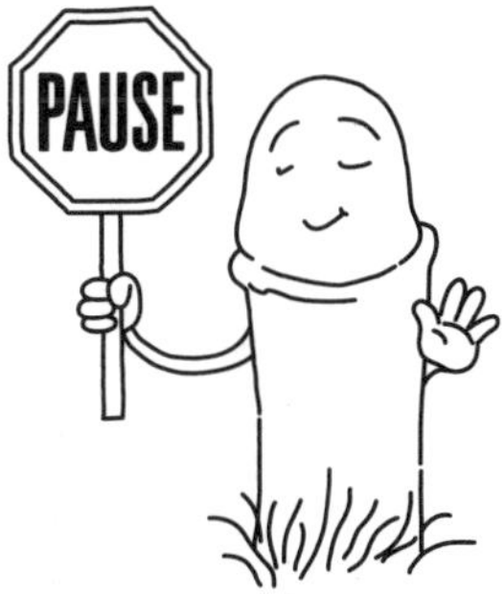

11. Betreiben Sie Yoga, Autogenes Training, Progressive Muskelentspannung oder eine andere Entspannungstechnik, um zu lernen, Ihre Gedanken und Gefühle besser zu kontrollieren.
12. Wenn Sie den Zeitpunkt kennen, an dem es zum Koitus mit Ihrer Partnerin kommen wird, können Sie durch vorausgehende Selbstbefriedigung Druck herausnehmen. Insbesondere, wenn Sie unter Ejaculatio praecox leiden. In der zweiten Runde lässt sich der Samenerguss deutlich besser steuern und kontrollieren.
13. Sollten die vorangegangenen Techniken zu keinem befriedigenden Erfolg führen, können Sie eine Salbe oder ein Spezialkondom mit leicht betäubender Wirkung verwenden. Sprechen Sie in diesem Fall mit Ihrem Urologen und lassen Sie sich über die verschiedenen Behandlungsmöglichkeiten beraten.

Aufsitzen bitte: Wirksame Stellungen bei vorzeitiger Entladung

Bei der Auswahl von Sexstellungen, die bei einer Neigung zum vorzeitigen Samenerguss hilfreich sein können, kommt es im Wesentlichen auf die Reibung an.

Bekanntlich entscheidet vor allem die Stimulation im Bereich der Eichel darüber, wie schnell der Point of no Return erreicht wird. Insbesondere die Unterseite der Eichel mit dem Vorhautbändchen ist bei den meisten Männern hochempfindlich.

Es geht daher um zwei Ziele. Erstens: Die Reibung im Bereich der Eichel soll minimiert werden. Zweitens: Die Unterseite der Eichel soll möglichst wenig gereizt werden.

Abwandlung der Missionarsstellung (Pferdestellung): Der Mann hockt vor der auf dem Rücken liegenden Frau, deren Po etwas erhöht auf einem Kissen ruht. Er hält die nach oben hin gestreckten, gespreizten Beine und dringt tief in die Vagina ein. Durch diese Stellung wird der Penetrationswinkel im Gegensatz zur klassischen Missionarsstellung so verändert, dass eher die Oberseite der Eichel gereizt wird, während die Unterseite mit dem Vorhautbändchen kaum Reibung erfährt. Durch die weit gespreizten Beine der Frau wird die Reibung zusätzlich minimiert.

Reiterstellung: Bei dieser Stellung befindet sich die Frau rittlings auf dem liegenden Mann sitzend. Der Penis ist bei dieser Stellung tief in der Scheide verborgen. Die Bewegung wird der Frau überlassen, die sich leicht vor und zurück und weniger auf und ab bewegt. So kann sie gezielt Druck auf ihren G-Punkt und die Klitoris ausüben, woran vor allem die weniger empfindliche Oberseite der Eichel mitwirkt.

Umgekehrte Reiterstellung: Auch hier befindet sich die Frau oben, jedoch mit dem Rücken zum Gesicht des Mannes. In Bezug auf die Reibung gelten im Prinzip die gleichen Vorteile wie bei der klassischen Reiterstellung. Hinzu kommt, dass diese Variante Männer schont, für die der Anblick im Takt der Vereinigung schwingender Brüste eine besondere Herausforderung darstellt. Ihnen wird die umgekehrte Reiterstellung helfen, den Samenerguss merklich zu verzögern. Manche mögen diese Position allerdings etwas unpersönlich finden.

Für alle Stellungen gilt: Der Penis sollte grundsätzlich tief eingeführt und bei der Penetration nur etwa halb herausgezogen werden. Der Grund: Der Scheideneingang ist für gewöhnlich etwas enger als der hintere, innere Teil. Die größte Reibung entsteht daher, wenn der Penis beim Koitus fast ganz herausgezogen wird.

Zungenspiele: Fellatio

Zweifellos, den Schwanz gelutscht zu bekommen, steht ganz oben auf der erotischen Wunschliste aller Männer. Doch warum ist gerade diese Technik so beliebt? Aus Sicht der Evolution ist diese Praktik doch völlig ohne Bedeutung! Denn im Mund hat das Sperma keine Funktion. In der Praxis handelt es sich vermutlich auch eher um ein ziemlich geiles Zwischenspiel, auf das ein »normales« Kommen in der Vagina folgt. Es gibt leider keine Untersuchungen darüber, wie viele Männer beim Blowjob tatsächlich einen Samenerguss haben oder ob Fellatio nicht viel eher dem Scharfmachen dient. Im letzteren Fall hätte diese Variante dann doch auch eine für die Arterhaltung relevante Funktion. Einer Befragung unter den Nutzern einer erotischen Online-Community ergab jedenfalls, dass für 83 Prozent der Männer und 86 (!) der Frauen ein Blowjob unbedingt zu einer erfüllten Beziehung gehört. Also Männer: Traut euch, darum zu bitten.

Saugen oder Blasen
Die gängige Bezeichnung Fellatio leitet sich von lateinisch fellare = »saugen« ab, was den Kern der Sache jedoch nicht wirklich zutreffend beschreibt. Der englische Begriff »Blowjob« oder zu Deutsch »einen blasen« deutet hingegen auf eine völlig andere Technik hin, trifft es aber auch irgendwie nicht. Denn es ist weder das Ziel, am Penis zu saugen, noch wird hineingeblasen! Im Grunde geht es eher um ein zärtliches Umschließen des Gliedes mit dem Mund, wobei die Zunge für zarte Stimulation äußerst sensibler Bereiche sorgen kann. Lippen, Mund, Zunge, Zähne, selbst der Rachenraum können beteiligt sein. Beim sogenannten Deepthroating ist allerdings Vorsicht geboten. Aktiv darf hierbei ausschließlich der weibliche Teil agieren, sonst kann es zu Würgereizen, Erstickungsangst und Verletzungen kommen. Das in Pornofilmen gern gezeigte aktive Penetrieren des weiblichen Mundes ist nicht nur äußerst frauenverachtend, sondern auch gefährlich. Also Männer, wenn euch die Gunst eines Blowjobs beschert wird, immer schön passiv bleiben und genießen.

Dominanz oder Kontrollverlust?
Warum lieben Männer es, am Schwanz geleckt zu werden? Auf den ersten Blick scheint diese Sexpraktik die größte männliche Dominanz zu verkörpern. Die Frau wird zur Die-

nerin seiner Lust: die reine Unterwerfung. Er hingegen genießt, ohne selbst aktiv zu werden. Doch man kann die Situation auch ganz anders interpretieren. Denn eigentlich hat sie ihn bei dieser Praxis voll unter Kontrolle. Er liefert sich aus, überlässt seine empfindlichen Genitalien ungeschützt der Partnerin; er nimmt dabei sogar das Risiko in Kauf, verletzt zu werden (schließlich hat sie Zähne und kräftige Kiefermuskeln).

Die »69« – Emanzipation beim Sex

Eine vollständige Gleichberechtigung der Geschlechter beim Oralverkehr verkörpert die sogenannte »69«. Bei dieser Technik befriedigen sich die Sexpartner gegenseitig oral. Beide haben ihr Gesicht jeweils dem Geschlecht des Partners zugewandt und üben Oralverkehr aus, entweder beide auf der Seite liegend oder einer auf dem Rücken, der andere auf allen vieren darüber.

Autofellatio

Nein, hierbei geht es nicht um Oralsex, durchgeführt in einem Personenkraftwagen. Es geht vielmehr um eine Fähigkeit ausgesprochen gelenkiger Männer. Solche nämlich, die in der Lage sind, sich so weit nach vorn zu beugen, dass sie sich selbst oral befriedigen können – alle Achtung! Die Länge des erigierten Penis spielt hierbei natürlich eine entscheidende Rolle. Diese Form der Masturbation wird Autofellatio genannt. Aber Vorsicht: Die bizarre Form der Selbstbefriedigung birgt das akute Risiko eines Bandscheibenvorfalles. Interessierte sollten sich zunächst im Yoga üben, um die erforderliche Gelenkigkeit und Biegsamkeit zu erwerben. Bei bestimmten Übungen wie zum Beispiel Karnapidasana, der Knie-Ohr-Pose, kommt man der Sache schon sehr nahe. Bei dieser Übung, die aus dem Schulterstand heraus ausgeführt wird, werden die Knie angewinkelt und neben die Ohren gelegt. Der Blick geht Richtung Po, Penis und Hoden hängen genau über dem Übenden. Nichts für Anfänger!

Was ihr gefällt

»Lang und schmal ist der Frauen Qual, kurz und dick ist der Frauen Glück« sagt der Volksmund und trifft damit den Kern der Sache. Für die meisten Frauen kommt es nämlich vor allem darauf an, dass die Klitoris stimuliert wird. Das Lustzentrum der Frau befindet sich bekanntlich am Eingang der Scheide. Außerdem sind die Schamlippen und der vordere Bereich der Vagina besonders gut enerviert und sollten beim Sex entsprechend verwöhnt werden. Was weiter hinten geschieht, ist für den weiblichen Orgasmus nicht so entscheidend. Im Gegenteil: Ein langer Penis stößt bei der Penetration am Muttermund an, was Frauen eher als unangenehm empfinden. Ein kurzer, aber dicker Penis stimuliert genau die Bereiche, auf die es ankommt. Zudem zeigen Studien, dass es bei besonders langen Penissen häufiger zu weniger stabilen Erektionen kommt. Der Grund: Ein kurzer Penis benötigt eine geringere Menge Blut, um den nötigen Druck aufzubauen. Außerdem sorgt der kleinere Hebel quasi konstruktionsbedingt für eine größere Stabilität.

Tipp: Der Fachhandel hält eine Vielzahl von Penisringen bereit. So ausgestattet, kann auch ein eher schmales Glied für eine Sensation am Scheideneingang sorgen.

Entdecke die Möglichkeiten!

»Wer als Werkzeug nur einen Hammer hat, sieht in jedem Problem einen Nagel.« Dieses Zitat des berühmten Psychotherapeuten Paul Watzlawick trifft im übertragenen Sinne auch auf den Penis zu. Die meisten Männer glauben nämlich, dass es beim Sex vor allem darum geht, den Schwanz ins Spiel zu bringen. Nach dem Motto: Ich habe einen, also will ich ihn auch benutzen. Liebe Männer, ihr müsst jetzt ganz tapfer sein: Frauen benötigen für ihren Orgasmus keinen Penis! Noch schlimmer: Sie benötigen nicht einmal einen Mann! Laut den Ergebnissen einer breit angelegten Studie kommen 95 Prozent der Männer, jedoch nur 65 Prozent der Frauen beim herkömmlichen Sex regelmäßig zum Höhepunkt. Und jetzt die Ernüchterung: Frauen, die in einer lesbischen Beziehung leben, erreichen zu 86 Prozent den Orgasmus. Was lernen Männer daraus? Ganz einfach: Wer eine Frau zum Höhepunkt bringen will, muss anders vorgehen als ein Karnickelbock. Es geht eher darum, sanft und behutsam zu agieren. Wie? Durch Zärtlichkeiten, die ausschließlich der Vagina zuteilwerden. Infrage kommen Streicheln, Reiben, Küssen, Lecken und so weiter. Und immer schön in Absprache mit der Besitzerin. Wer fragt, der lernt dazu.

Die Bälle flach halten: Sex ohne Penis

Ja, das geht! Zugegeben, die meisten Männer sind ziemlich penisfixiert. Doch hin und wieder sollten Männer unter Beweis stellen, dass sie ihrer Partnerin auch Freude spenden können, ohne in sie einzudringen. Vor allem beim oftmals vernachlässigten Vorspiel lässt sich gut mit Alternativen arbeiten. Früher oder später wird sie sich seiner annehmen, da können die Herren der Schöpfung ziemlich sicher sein – zumal so ein erigierter Schwanz auf Dauer gar nicht zu übersehen ist. Hier ein paar Anregungen

Kreative Ziele jenseits von Vagina und Brüsten

Ohren, Hals, Achselhöhlen, Bauchnabel, Leiste, Kniekehle, Füße, Zehen.

Techniken

Berühr mich: Streicheln, kneten, fummeln, reiben.
Leck mich: Lecken, lutschen, saugen, blasen.
Beiß mich: Zartes Knabbern, Zähne zeigen, sanfte Bisse.

Tantra-Sex: Die Energie fließen lassen …

Männer und Tantra? Die altindische Liebeskunst steht vermutlich nicht ganz oben auf der To-do-Liste der meisten Männer. *»Nimm Kontakt auf zu deiner inneren Flamme der Lust. Sei wild und ekstatisch, aber dennoch sanft und in der Lage, deine sexuelle Energie zu zügeln und zu leiten«*, so oder ähnlich lautet die Aufforderung an jene, die sich dem Tantra zuwenden, was wohl eher Skepsis wecken dürfte als begieriges Interesse. Bei der indischen Liebeslehre geht es nämlich nicht um das Erlernen exotischer Techniken oder Stellungen. Es geht um eine spezielle innere Haltung beim Sex. Wichtigstes Element: Wir vergessen Raum und Zeit! Stattdessen versuchen wir unser Bewusstsein darauf zu lenken, dass die sexuelle Vereinigung eine spirituelle Bedeutung hat und eine tiefe Symbolik verkörpert. Zum Beispiel die der Vermählung von Erde und Kosmos oder die der Verschmelzung des weiblichen mit dem männlichen Prinzip. Ziel ist es daher nicht, den Orgasmus zu erreichen, sondern den Zustand der Ekstase zu erleben, ihn möglichst lange auszudehnen und zu genießen. Wie so häufig bei fernöstlichen Lehren lautet das Credo: Der Weg ist das Ziel! Ob am Ende der Höhepunkt wartet oder bloß ein leckerer Yogi-Tee im Beisein der Angebeteten, ist dabei nicht so entscheidend. Einen Versuch wäre es wert, oder?

So könnte der Weg aussehen:

Phase I: Die Energie aufbauen

Zunächst sollten Sie eine harmonische Atmosphäre schaffen. Zum Beispiel mit erotisierendem Duftöl, sanftem Kerzenlicht und wohliger Wärme. Nun sollen die Körper der Liebenden mit Energie aufgeladen werden. Dazu dienen Atemübungen, die als »Pranayama« bezeichnet werden. Besonders geeignet: Die »Bambusflöte spielen«. Nein, nicht was Sie denken! Die Tantra-Jünger liegen vielmehr nebeneinander und stellen sich vor, dass durch ihre Körpermitte ein Tunnel verläuft, der einer Bambusflöte gleicht. Nun wird langsam und gleichmäßig durch die Genitalien eingeatmet. Dabei wird der Atem bis hoch zum Kopf gesogen und mit dem Ausatmen wieder hinab in den Penis bzw. die Vagina geschickt. Diese Übung wird für etwa fünf Minuten zusammen durchgeführt, um die sexuelle Energie aufzunehmen und im Körper zu verteilen.

Phase II: Die Lust zum Fließen bringen

Jetzt beginnt sich das Paar sanft zu streicheln und zu liebkosen. Wer mag, kann ein wohlriechendes Massageöl dabei verwenden. Dieses gegenseitige Erkunden folgt keinen festen Regeln. Mal darf der eine sich zurücklehnen und genießen, dann wird der andere verwöhnt. In dieser Phase des tantrischen Liebesspiels geht es darum, die sieben Energiezentren, die sogenannten Chakren, anzuregen und zum Fließen zu bringen. Tantra bedeutet, diesen Energieströmen nachzuspüren, sie zu kanalisieren und zu steigern, bis eine sanfte sexuelle Ekstase erreicht wird.

Phase III: Die Leidenschaft entfachen

Erst jetzt, in der dritten Phase, werden auch die Geschlechtsteile mit in das Liebesspiel einbezogen. Wenngleich sich die Übergänge natürlich fließend und harmonisch vollziehen, kommt es noch nicht zur Penetration. Nehmen Sie sich jede Menge Zeit für sanfte Berührungen und Zärtlichkeiten, die nun vermehrt der »Yoni«, also der Vagina, und dem »Lingam«, dem Penis, gelten, mit dem Ziel, die Lust des Partners zu entfachen. Zarte Küsse und leidenschaftliche Zungenspiele bringen die Energie mehr und mehr zum Strömen, bis der Wunsch nach Vereinigung zu einer großen Kraft geworden ist.

Phase IV: Das Feuer schüren

Um die Vereinigung auf einem hohen Energielevel zu halten, empfehlen Tantriker dem Mann, jeweils nach einigen tiefen Stößen innezuhalten und das Bewusstsein über den Penis hinaus auszudehnen. Spüren Sie Ihr Becken, Ihre Oberschenkel, die Bauchdecke und den Rücken – versuchen Sie, Kontakt zu Ihrem gesamten Körper aufzunehmen. Reduzieren Sie die Bewegung zugunsten einer Empfindungsreise durch den Körper. Das Lingam verweilt dabei ruhig in der Yoni, bis es zu einer neuen Sequenz sanften Eindringens und Herausgleitens kommt. Durch diese tantrische Technik steigert sich auch die Erregung der Frau, sie wird in eine lustvolle Erwartungshaltung versetzt. Die Ruhe zwischen den aktiven Momenten wird zum süßen Quell der Lust. Der erfahrene Tantra-Praktiker variiert nun die Anzahl, Tiefe und Stärke seiner Stöße, kommt mal länger, mal kürzer zur Ruhe, bevor er das Liebesspiel fortsetzt, und versetzt seine Gespielin in immer stärkere Ekstase. Auch in dieser Phase des tantrischen Höhepunktes gilt: Es muss keinen Orgasmus geben, es muss kein Samenerguss stattfinden, es muss gar nichts. Die Partner können ebenso gut während der Session einschlafen oder das Spiel beenden und sich erfrischt und energetisiert anderen Aktivitäten widmen. So ist Tantra.

Exkurs Freud

Auf Sigmund Freud geht die Unterscheidung zwischen dem vaginalen und dem klitoralen Orgasmus zurück. Aber der Begründer der Psychoanalyse ging noch weiter. Seiner Meinung nach handelt es sich nur beim vaginalen Höhepunkt um den »erwachsenen, reifen« Orgasmus. Fadenscheinige Begründung: Diese höchste Form der Lust könne nur durch das männliche Glied erzielt werden. Einen minderwertigen klitoralen Orgasmus könnten Frauen hingegen einfach durch Selbstbefriedigung oder Oralsex erreichen. Heute gilt diese Unterscheidung als umstritten, wenn nicht sogar widerlegt. Freuds Einlassungen zu dem Thema werden als höchst patriarchalisch betrachtet.

Der »weibliche« Penis

Anatomisch betrachtet funktionieren weibliche Klitoris und männlicher Penis ganz ähnlich. Kein Wunder, sie bestehen ja auch aus derselben Gewebeart. Der Grund: Klitoris und Penis sind homologe (ursprungsgleiche) Organe mit derselben Struktur und demselben Ursprung in der Evolution. Im Gegensatz zum Penis dient die Klitoris jedoch ausschließlich der sexuellen Erregung. Sie ist kleiner als das männliche Pendant, jedoch ganz ähnlich aufgebaut. Die Klitoris hat eine Länge von sechs bis neun Zentimetern, wovon nur der Kitzler sichtbar ist. Dieser Teil wird von den kleinen Schamlippen verborgen, die eine Art Vorhaut, die Klitorisfalte, bilden. Die Spitze des Kitzlers (medizinisch Klitoriseichel) enthält wie die männliche Eichel zahlreiche hochsensible Nervenenden. Die paarig angeordneten Schwellkörperschenkel und die Spitze der Klitoris füllen sich bei sexueller Erregung mit Blut, so dass sich die Klitoris vergrößert und aus der Klitorisfalte erhebt. Im erigierten Zustand haben Kitzler und Penis die gleiche Funktion, sie führen bei entsprechender Reizung zum Orgasmus.

Bedienungsanleitung für den Mann

Herzlichen Glückwunsch zum Erwerb Ihres neuen Gerätes Typ »Mann«! Mit dieser Bedienungsanleitung wollen wir Ihnen die Inbetriebnahme des männlichen Körpers erläutern und Sie auf den optimalen Gebrauch vorbereiten. Diese Anleitung eignet sich für alle gängigen Modelle des Typs »Mann«, unabhängig von der Basisausstattung bezüglich Gewicht, Alter, Hautfarbe sowie der Beschaffenheit der zentralen Steuereinheit »Joystick«.

Phase 1: Das Gerät reagiert in der Aktivierungsphase vor allem auf optische Reize. Lenken Sie den Blick durch geeignete Kleidung auf Ihre sekundären Geschlechtsmerkmale wie Busen, Beine und Po. Akustische Signale bringen hingegen selten den gewünschten Erfolg und sollten auf kurze, klare Äußerungen wie »Hallo, Süßer« beschränkt bleiben.

Phase 2: Der Eintritt in Phase 2 ist unschwer an einem einfältigen Dauerlächeln und dem starren Blick auf Ihr Dekolleté zu erkennen. Ihr Gerät ist nun betriebsbereit. Sie können Typ »Mann« jetzt küssen.

Phase 3: Nunmehr kommt es auf die korrekte Einstellung der Sensoren an. Zu starke Reize können dazu führen, dass Hände und Zunge Ihres Gerätes außer Kontrolle geraten. Starke Zurückweisungen hingegen können zu einem Systemabsturz führen. Empfohlene Sprachbefehle: »Langsam, Süßer«, »Wir haben viel Zeit« oder »Würdest du mir bitte noch einen Drink mixen?«

Phase 4: Der Joystick ist die zentrale Bedieneinheit Ihres Gerätes. Die Aktivierung ist an einer deutlichen Ausbuchtung im Bereich des Hosenschlitzes zu erkennen. Auf taktile Reize (reiben, streicheln) reagiert die Bedieneinheit höchst sensibel. Berühren Sie den Joystick nur, wenn sie wirklich zu dessen bestimmungsgemäßen Gebrauch bereit sind. Anderenfalls müssen Sie mit einem Systemabsturz rechnen. In Phase 4 kann es von Seiten der Benutzerin zu emotionalen Verwicklungen mit dem Gerät kommen. Machen Sie sich bewusst, dass es sich bei Typ »Mann« um eine Maschine handelt. Romantik oder Gefühle sind in dem Betriebssystem nur rudimentär angelegt und werden von elementaren Routinen wie Arterhaltung, Dominanzgehabe und der Auswertung von Fußballergebnissen beherrscht.

Phase 5: Ein Vorspiel ist in der aktuellen Produktionsserie nicht vorgesehen. Tempo und Stellungen bei Gebrauch des Geräts sind jedoch nicht genormt und daher individuell einstellbar. Sie können zum Beispiel durch gleichzeitiges Drücken der Tasten »Alt« und »Pause« und den Sprachbefehl »Jetzt gaaaanz langsam« für kurze Verzögerungen während der Kopulation sorgen. Seufzen und Stöhnen hingegen verstärkt die Aktivität Ihres Gerätes.

Wichtiger Hinweis: Nach dem Höhepunkt ist eine erneute Inbetriebnahme nicht sofort möglich. Das Gerät schaltet zunächst in den Sleep-Modus. Während der nun folgenden Reset-Phase kann es zu einer systembedingten Geräuschentwicklung kommen. Ein kurzes, kräftiges Rütteln führt jedoch zu einer sofortigen Unterbrechung. Wiederholen Sie diesen Vorgang gegebenenfalls.

Anmerkung: Feedback vonseiten des Benutzers ist für den problemlosen Gebrauch nicht erforderlich.

Wartung & Pflege: Ihr Gerät ist ein technisch und handwerklich hochwertiges Produkt und sollte mit Sorgfalt behandelt werden. Die folgenden Tipps helfen, Gewährleistungs- und Garantieansprüche zu wahren.

- Versuchen Sie im Konfliktfall niemals Typ »Mann« zu einer verbalen Auseinandersetzung zu zwingen. Sprachbefehle wie »Wir müssen reden!« führen zum sofortigen Systemabsturz.
- Benutzen Sie andere Ausführungen des Typs »Mann« nur, wenn sich Ihr eigenes Gerät im Sleep-Modus befindet.
- Ein häufiger Bedienfehler ist der Versuch, das Gerät zur Ausübung artfremder Tätigkeiten zu nutzen. Sprachbefehle wie »Bring den Müll raus« oder »Du bist dran mit Klo putzen« führen zu einem sofortigen Systemabsturz.
- Betreiben Sie das Gerät nicht in Theatern oder Opernhäusern. Es schaltet sonst nach wenigen Minuten in den Sleep-Modus.

- Überraschen Sie das Gerät bei Produktzufriedenheit mit Erweiterungsmodulen wie Lederjacken, Armbanduhren oder gemeinsamen Besuchen im Fußballstadion.

Für die Folgen unsachgemäßen Gebrauchs kann der Hersteller keine Haftung übernehmen.

10. Mach's dir selber

Kleine Geschichte der Onanie

Selbstbefriedigung war lange Zeit verpönt, wurde insbesondere von Kirchenvertretern geradezu verteufelt. Wer sich selbst befleckte, beging in den Augen christlicher Moral Sünde gegen die Natur, wurde der Selbstschändung bezichtigt. Auch die Medizin wirkte fleißig am bösen Image der Masturbation (manustupratio = Schändung mit der Hand) mit. Im 18. Jahrhundert wurde so gut wie jedes Gebrechen auf die verheerenden Folgen der Onanie zurückgeführt. Heute wissen wir, dass die Selbstbefriedigung wichtige Aufgaben erfüllt. Gerade für Heranwachsende stellt die Entdeckung der eigenen Sexualität einen wichtigen Entwicklungsprozess dar, der keinesfalls durch Verbote oder Tabus behindert werden sollte. Durch Selbstbefriedigung machen junge Menschen die ersten sexuellen Erfahrungen mit ihrem Körper. Sie entdecken ihre erogenen Zonen im wahrsten Sinne des Wortes auf spielerische Art und lernen so, was ihnen gefällt und was nicht. So wird die Basis für ein späteres erfülltes Sexualleben geschaffen. Denn wer seine eigenen Bedürfnisse kennt, dem wird es später leichtfallen, sich auf die Vorlieben eines Partners einzustellen.

Auch Tiere tun es

Biologen beobachten dieses Verhalten nicht nur unter Primaten. Pinguine, Elefanten, Ziegen, Delfine und selbst Stachelschweine tun es. Wer besonders clever ist, nutzt Hilfsmittel: Schimpansinnen basteln sich Dildos, indem sie an Holzstücken herumknabbern, bis diese in ihre Scheide passen – was ganz nebenbei beweist, dass es sich auch weibliche Tiere besorgen. Besonders begabt: Nubische Steinböcke! Die Tiere haben so lange Penisse, dass sie sich selbst oral befriedigen können. Eine beneidenswerte Technik, dieses Autofellatio. Und auch aus biologischer Sicht macht Selbstbefriedigung Sinn. Männchen, die sich regelmäßig selbst befriedigen, könnten beim nächsten Verkehr besonders frischen und leistungsfähigen Samen verspritzen, behaupten Verhaltensforscher. Weibchen hingegen trainieren auf diese Weise ihre Scheidenmuskeln.

Auch für den Homo sapiens ist Selbstbefriedigung gesund. Jeder Orgasmus trainiert die Muskulatur im Beckenboden zwischen Schambein und Anus. Das beugt Blasenschwäche vor und kann das sexuelle Erleben auf Dauer verstärken, denn diese Zone ist für die Weiterleitung der Erregung über die Nerven ins Gehirn zuständig. Jeder Höhepunkt setzt Endorphine frei, entspannt Körper und Seele und wirkt so gegen Stress und muskuläre Verspannungen.

Kein Wunder, dass wir drauf stehen! Selbstbefriedigung ist nicht nur die erste, sondern auch die häufigste Art von Sex, die wir Menschen im Laufe unseres Daseins erleben. Auch weil sie so unkompliziert und (fast) jederzeit verfügbar ist. Alles was man dazu benötigt, ist da. Masturbation ist die einfachste und zuverlässigste Art, sich einen Orgasmus zu verschaffen. Logisch: Schließlich weiß jeder selbst am besten, was ihn scharfmacht! Umfragen zufolge tun es 94 Prozent aller Männer und 85 Prozent der Frauen regelmäßig, unabhängig von Alter und Familienstand. Sexualforscher fanden heraus, dass sich immer mehr Menschen dazu bekennen. In einem Zeitraum von zehn Jahren war bei den Männern ein Anstieg um 22 Prozent zu verzeichnen. Die Zahl der Frauen, die sich selbst befriedigen, verdoppelte sich sogar. Offenbar nimmt die Onanie heute neben dem Sex zu zweit eine ganz unabhängige Stellung ein. 70 Prozent der Männer und 90 Prozent der Frauen erleben die Selbstbefriedigung als eigenständige Spielart der Sexualität. Etwa 50 Prozent der männlichen Partner in festen, glücklichen Beziehungen besorgt es sich mindestens einmal pro Woche selbst.

Todesursache: Selbstbefriedigung

Etwa 100 Männer kommen in Deutschland pro Jahr durch Selbstbefriedigung zu Tode. Häufigster Grund: fehlgeschlagene Experimente mit bizarren Hilfsmitteln. Was wie ein böser Scherz klingt, ist die nackte Wahrheit. Ob geborstene Glühbirnen im After, stromführende Elektrokabel an den Genitalien, Fremdkörper in der Harnröhre oder schwere Penisverletzungen durch Staubsaugermotoren – der Fantasie sind keine Grenzen gesetzt. Hinter den Todesfällen steht eine erheblich größere Zahl von leichten bis schweren Verletzungen, die statistisch nicht erfasst werden können, weil die betroffenen Männer den tatsächlichen Unfallhergang verschweigen oder aus Scham gar nicht erst zum Arzt gehen.

Ein erhebliches, weil unterschätztes Gefahrenpotential bilden Masturbationspraktiken, die auf eine Unterversorgung des Gehirns mit Sauerstoffzufuhr abzielen, um so das sexuelle Empfinden zu intensivieren (Asphyxiophilie oder Hypoxyphilie). Hintergrund ist, dass unser Stoffwechsel körpereigene Opiate ausschüttet, wenn er sich unvermittelt in

Todesgefahr befindet. Auf diesem Phänomen beruht auch der »Kick« beim Bungee- oder Fallschirmspringen. Das Problem: Bei der erotischen Selbststrangulation kommt es zwar ebenfalls zu ekstatischen Gefühlen. Doch dem Genuss folgt schneller als erwartet die Ohnmacht mit anschließendem Exodus durch Ersticken. Häufig wird der Unfall dann fälschlich als Selbstmord interpretiert.

Gefährlicher Spieltrieb

Die häufigsten Unfälle passieren bei folgenden Praktiken:

- Penisverletzungen durch den Einsatz ungeeigneter Hilfsmittel bei der Masturbation.
- Einführen von ungeeigneten Gegenständen in Körperöffnungen wie Harnröhre oder Anus.
- Zufügen von Lustschmerz durch Elektrostimulation, Fesselungen, Abschnürungen oder Strangulation.

Und wie tut Mann es? Alles eine Frage der Technik

Die meisten Männer legen bis ins hohe Alter regelmäßig Hand an. So kommen schnell ein paar Jahrzehnte Praxis zusammen. Da kann ein wenig Abwechslung nicht schaden. Die folgenden Tipps sind als kleine Anregung gedacht und gefahrlos umsetzbar. Abwandlungen sind nicht nur willkommen, sondern erwünscht – der Kreativität sind bekanntlich keine Grenzen gesetzt.

Damit es flutscht

Regel Nummer 1: Feucht muss es sein! Genau wie beim »richtigen« Sex. Nur wenn es richtig flutscht, wird es wirklich geil. Erste Wahl: Spucke. Kostet nix, hat man immer dabei. Für großflächige Anwendung Massageöl verwenden oder professionelles Gleitgel einsetzen.

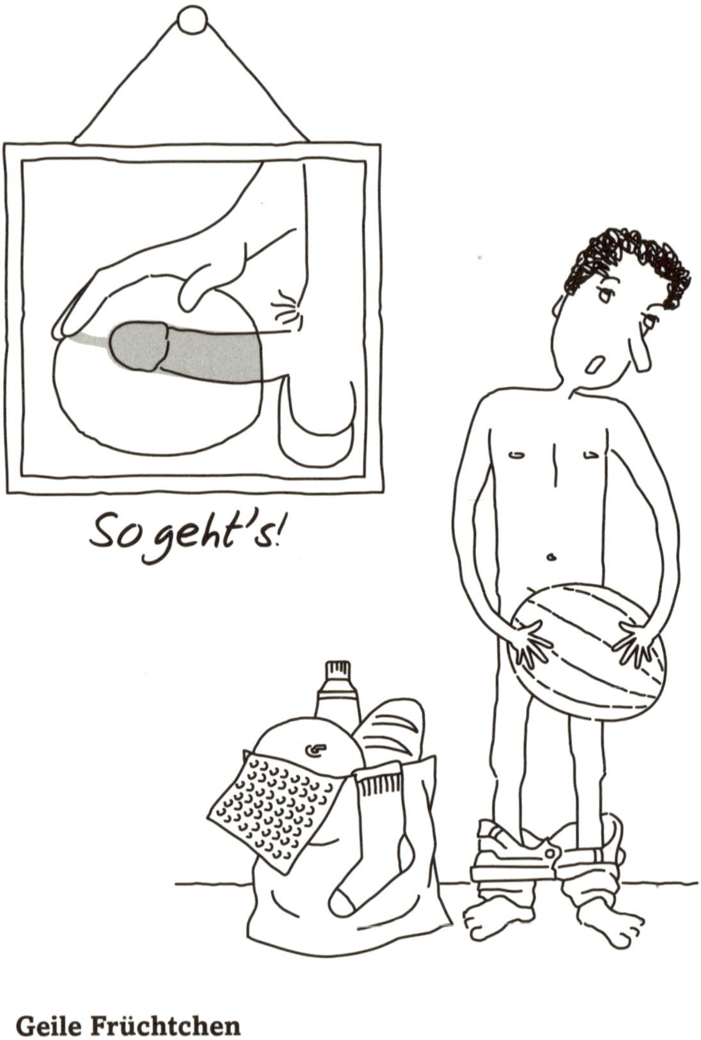

- **Geile Früchtchen**

  Mit Essen spielt man nicht. Sexspiele erst recht nicht. Aber: Kann Liebe Sünde sein? Das Opfer der Unzucht: Eine süße Honig- oder Galiamelone, deren Inneres bekanntlich feucht und weich ist. Zwei Löcher werden benötigt. Eins für den Penis (zunächst lieber knapp bemessen) ein weiteres, damit die Luft bei der Penetration ausströmen kann. Gleitmittel: nicht erforderlich! Echte Genießer machen die Vegi-Muschi erst mal heiß, will sagen, sie bringen die Frucht in Mikrowelle oder Ofen auf Körpertemperatur. Tipp: Wenn man das kleinere Loch beim Herausbewegen mit dem Finger verschließt, entsteht ein Saugeffekt wie beim Blowjob. Achtung: Nach Gebrauch nicht herumliegen lassen. Am besten gleich in die Bio-Tonne oder auf den Komposthaufen.

- **Luftkissen-Liebe**
  Luftpolsterfolie bietet auf der Innenseite eine Fläche aus weichen Noppen. Einfach eine mehrlagige Rolle daraus formen, in die der Penis hineinpasst. Die Noppen müssen freilich innen liegen. Den gut geschmierten Schwanz in die Öffnung einführen und das intensive Massageerlebnis genießen. So wird das Luftpolster zum Lustpolster!
- **Sofa-Schändung**
  Ob zwischen zwei Matratzen oder den Sofakissen: Wo ein Wille ist, ist auch ein Weg. Zur Vorbereitung Bereich mit einer Plastikfolie, Plastiktüte oder Ähnlichem auskleiden. Anschließend den Penis mit Massageöl oder Gleitmittel versorgen und loslegen.

Für Heimwerker

Auf den Geschmack gekommen? Wer weitere Anregungen sucht, findet im Internet kreative Ideen in Hülle und Fülle. Zum Beispiel unter dem Stichwort »Sexspielzeuge selber basteln«. Darunter Anleitungen für Highlights wie »Geile Socke«, »Shampoo-Pussy« und »Noppen-Popper«.

Teures Spielzeug für Erwachsene

Wer Abwechslung sucht und sich nicht scheut, ein paar Euros zu investieren, findet im World Wide Web jede Menge Hilfsmittel zur Selbstbefriedigung. Von der günstigen Kunstvagina bis zur lebensgroßen Sexpuppe reicht das Angebot für den Herrn. Neuester Trend: Real Dolls! Das sind Luxus-Sexpuppen aus hochwertigem Silikon, mit anatomisch korrekten Proportionen und Gelenken, die absolut lebensecht aussehen. Man(n) begreift erst auf den zweiten Blick, dass er es mit einer Puppe zu tun hat. Echthaarperücke, Permanentmakeup und der laszive Blick aus realistischen Glasaugen machen die Illusion perfekt. Die eingebaute Elektronik und Mechanik hält weitere Überraschungen bereit. So wird die Silikongespielin mittels Heizsystem auf Körpertemperatur gebracht, und das Herzstück, eine programmgesteuerte Hightechmuschi, arbeitet während der Penetration kräftig mit. Einzig der Preis holt einen wieder in die Realität zurück: Solche Frau-Attrappen kosten nämlich bis zu 10 000 Euro.

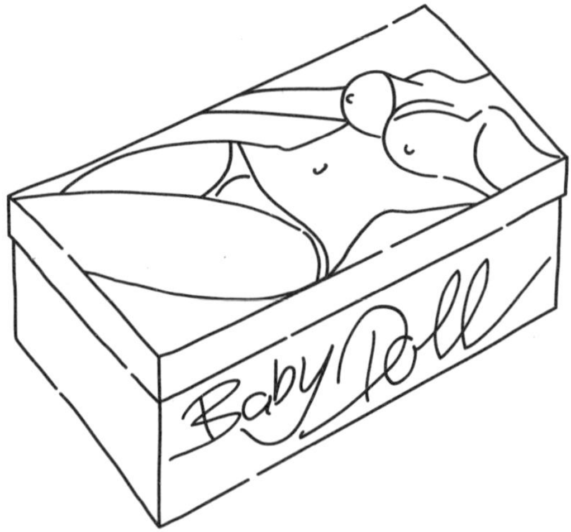

Sexsucht
Von Sexsucht im medizinisch-psychiatrischen Sinn ist die Rede, wenn sexuelle Fantasien und Verhaltensweisen so viel Raum einnehmen, dass alle anderen Aktivitäten und Pflichten in den Hintergrund geraten und vernachlässigt werden.
Ein weiteres Kriterium ist der individuelle Leidensdruck, der von einem übersteigerten sexuellen Verlangen betroffenen Person. Mediziner bezeichnen dieses Phänomen als »Hypersexualität«. Entscheidender Unterschied zu substanzgebundenen Suchtformen: Im Gegensatz zu Alkohol, Heroin und Co. führt Sex nicht zu physischen Entzugssymptomen. Je nach Ausprägung ähnelt eine Sexsucht eher einem Zwangsverhalten oder einer Impulskontrollstörung als einer Abhängigkeit. Zu einer Sexabhängigkeit gehören für gewöhnlich vier Symptome:

- Die Fixierung auf Selbstbefriedigung
- Täglicher Konsum pornografischer Inhalte
- Häufig wechselnde Partner
- Betroffene können ihr Verhalten trotz negativer Konsequenzen nicht steuern

Oft liegt bei den Betroffenen zunächst nur eine Neigung zum exzessiven Ausleben ihrer Sexualität vor. Mediziner vermuten, dass die heute gegebene, ständige Verfügbarkeit pornografischer Inhalte die Entstehung der Sucht begünstigt – das Internet macht es möglich. Betroffene sollten therapeutische Hilfe in Anspruch nehmen, vorausgesetzt, sie sind sich des Problems bewusst. Mit Hilfe einer Verhaltenstherapie lernen Sexsüchtige, ihre Impulse besser zu regulieren und in bestimmten Situationen auf alternative Verhaltensweisen zurückzugreifen. Im Gegensatz zu anderen Suchterkrankungen besteht das Ziel einer Sexsucht-Therapie nicht darin, dem Patienten ein Leben ohne die Droge zu ermöglichen. Es geht vielmehr darum, die Erfahrung zu machen, dass ein kontrollierter Umgang mit der eigenen Lust möglich ist. Schließlich ist Sexualität ein wichtiger Bestandteil des Lebens.

Anti-Porno-Bewegung

NoFap heißt das Selbsthilfeprogramm einer Generation von jungen Männern, die mit Internetpornografie aufgewachsen ist und vorübergehend die Kontrolle über ihre Sexualität verloren hat. Seine Anhänger nennen sich Fapstronauten und schwören der Selbstbefriedigung ab (»to fap« bedeutet auf Englisch »masturbieren«). Nach einer Phase übermäßigen Pornokonsums und exzessiv betriebener Masturbation wollen sie wieder »clean« werden. Entstanden ist der Trend über Internetforen, auf der die Fapstronauten sich organisieren und ihre Erfahrungen austauschen. Das Motto lautet: »Get a new grip on life« – Krieg dein Leben wieder in den Griff. Weit über 150 000 Männer nutzen Plattformen wie reddit.com und posten dort Statements wie: »Ich habe Pornos nicht geguckt, wenn ich Lust verspürte. Ich habe sie geguckt, um mir Lust zu machen und dann zu masturbieren« oder »Seit ich nicht mehr masturbiere, bin ich selbstbewusster und glücklicher.« Der NoFap-Gründer Alexander Rhodes bekennt, dass er ein sehr ernstes Pornoproblem hatte. »Pornos brachten mich dazu, meine Lust über alles andere zu stellen«, sagt der Biologe und Web-Entwickler aus Pittsburgh.

»Selbst über Liebe, Zuneigung und Einfühlungsvermögen.« Bis zu sechsmal täglich hatte er zu Pornos masturbiert.

Deutsche Männer sind Pornoweltmeister

Eine repräsentative Studie der Universitäten Hohenheim und Münster hat kürzlich ergeben, dass hierzulande fast die Hälfte aller Jugendlichen im Alter zwischen 14 und 20 Jahren mit pornografischen Inhalten in Berührung kommt. Und dabei geht es nicht um Softerotik, sondern um Hardcore-Pornografie mit voll entblößten Geschlechtsteilen. Laut Webtraffic-Analysen ist jede zehnte aufgerufene Webseite eine Pornoseite, Tendenz stark steigend. Damit liegt Deutschland weltweit an der Spitze. Sechzig Prozent der Männer und zehn Prozent der Frauen konsumieren regelmäßig Sex aus dem Internet.

Neustart für die Sex-Festplatte

Die Theorie der Fapstronauten: Das menschliche Gehirn ist auf das Überangebot an leicht zugänglicher Hardcore-Pornografie nicht vorbereitet. Ständig neue sexuelle Reize sorgen dafür, dass ständig Dopamin ausgestoßen wird. Junge Männer werden von diesem Kick abhängig, reiten auf einer Dopaminwelle. Doch auch die Wirkung körpereigener Drogen lässt bei unausgesetztem Missbrauch allmählich nach. Das Belohnungssystem im Gehirn wird praktisch ausgeleiert. Die Folgen: Einsamkeit, krankhafte Schüchternheit, Depression und Beziehungsunfähigkeit. Doch laut Fapstronauten gibt es einen Weg aus dem Dilemma: Wer lange genug auf Pornografie verzichte, kann sein Belohnungssystem reparieren. Neunzig Tage Enthaltsamkeit werden für so einen »Reboot« empfohlen. Danach ist die Festplatte in Sachen Sex neu aufgesetzt. Und der Weg in eine gesündere, partnerschaftliche Sexualität wird frei.

Weltrekord: Mann schläft mit 57 Frauen

Exzessiv geht es auch in der folgenden Geschichte zu, nur dass sich dessen Held nicht mit Internetpornografie begnügte. Ein junger Malaie schaffte nämlich an nur einem Tag, wofür die meisten Männer ein ganzes Jahr benötigen: Er hatte 57-mal Verkehr und zwar mit 57 verschiedenen Frauen.

Prag ist eine Reise wert. Die »Stadt der hundert Türme« bietet eine Vielzahl von Sehenswürdigkeiten wie die berühmte Karlsbrücke mit den Statuen katholischer Heiliger. Weniger heilig geht es in einem für seine bizarren Events bekannten Prager Bordell zu. Das Highlight: Einmal pro Jahr wird dort ein spezieller Wettbewerb ausgeschrieben. Es geht darum, welcher Mann am häufigsten kann. Da die Welt heute ein Dorf ist, erfuhr auch ein Geschäftsmann aus Singapur davon. Der Mann, der lieber anonym bleiben will, nennen wir ihn Lien-Fuk Chan, war begeistert: »Ich war schon immer süchtig nach Sex. Als ich gehört habe, dass das Bordell einen Weltrekordversuch startet, wusste ich, was zu tun ist.« Es folgte ein monatelanges Vorbereitungsprogramm mit täglichen Übungseinheiten und einer ausgeklügelten Diät. »Ich habe trainiert wie ein Athlet, der sich auf einen Marathon vorbereitet«, gab der Malaie nach der Ankunft in Prag an.

Das waren die Bedingungen:

- **Dopingverbot:** Bei dem Weltrekordversuch durften keine medikamentösen oder medizinischen Hilfsmittel in Anspruch genommen werden. Viagra und Co. waren tabu. Der Proband wurde auf solche Substanzen getestet.
- **Ejakulationspflicht:** Voraussetzung für die Anerkennung eines Beischlafs war ein Samenerguss mit min-

destens fünf Milliliter Samenflüssigkeit (Anmerkung: wegen der Kondompflicht leicht zu überprüfen).

- **Steter Wechsel:** Jeder Beischlaf musste mit einer neuen Partnerin durchgeführt werden.
- **Wertung:** Gewertet wurde, mit wie vielen Frauen der Herausforderer nach den obigen Regeln innerhalb von 24 Stunden geschlafen hat.

Laut offiziellen Angaben startete Lien-Fuk Chan seinen Weltrekordversuch um null Uhr Ortszeit, also um Mitternacht, und hatte nach 12 Stunden bereits mit 29 Frauen geschlafen. Dann ereilten den 34-Jährigen jedoch heftige Rückenbeschwerden. Seine größte Befürchtung: Bandscheibenvorfall! Der Mann mit dem hyperaktiven Penis drohte zu scheitern. Doch ein herbeigerufener Physiotherapeut konnte helfen. Ein paar Streckungen und Dehnungen lösten die Blockade im Lendenwirbelbereich, die Kopulationsfähigkeit war wiederhergestellt. Lien-Fuk Chan setzte den Wettkampf fort. Gegen 21 Uhr kam es zu einer neuen Krise: Dem Bordell gingen die Prostituierten aus! Doch die Geschäftsleitung handelte umgehend, bestellte kurzerhand »Nachschub« bei der Konkurrenz. Um 22 Uhr 30 war es dann so weit: Lien-Fuk Chan schickte sich an, den seit 1983 bestehenden Weltrekord eines Pornodarstellers zu brechen, indem er die 56. Frau bestieg. Nach etwas mehr als 45 Minuten dann der erlösende Schuss – es war geschafft. Weil Lien-Fuk Chan jedoch noch mehr als eine Stunde Zeit blieb, ließ er sich Nummer 57 bringen und kam ein weiteres Mal – nur um ganz sicherzugehen, wie er sagte. Anschließend brach Lien-Fuk Chan zusammen und musste in ein Prager Krankenhaus eingeliefert werden. Diagnose: totale Erschöpfung!

11. Fuck around the world

Weltreise der Sexpraktiken

Griechisch, französisch und spanisch gehören nicht nur zum Standardrepertoire im Bereich »Dienstleistungen des horizontalen Gewerbes«. Hinter den Ländercodes verbergen sich beliebte Sexpraktiken für Jedermann. Und es gibt noch weitere, weniger bekannte Codes, bei denen der Penis im Zentrum des Geschehens steht. Warum sie mit bestimmten Ländern in Verbindung gebracht werden, lässt sich nicht in jedem Fall klären.

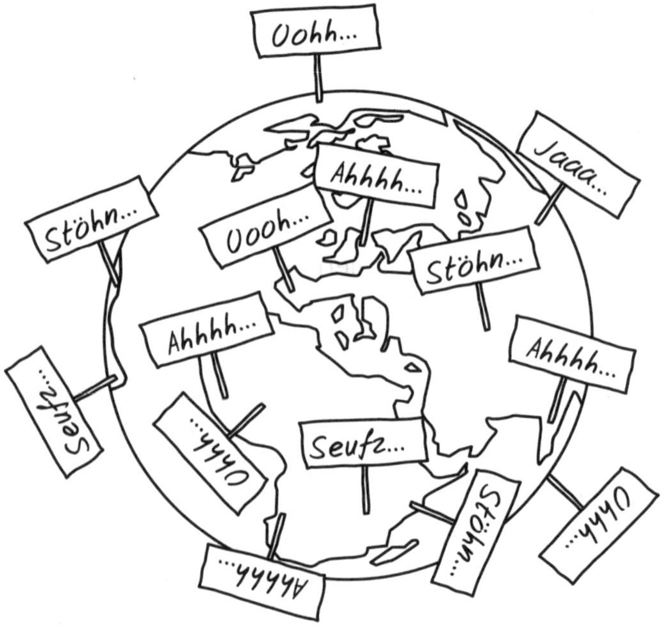

Arabisch

Aus dem Morgenland stammt ein erotischer Brauch, bei dem der Mann seinen Penis in warmes Öl taucht, bevor er in die Frau eindringt. Der »Tauchsiedereffekt« sorgt für eine gesteigerte Durchblutung, was dem Genuss der Liebenden zugutekommt.

Deutsch

Deutschland steht für Zuverlässigkeit, Pünktlichkeit und Fleiß – quasi das Gegenteil von Experimentierfreude. Daher verbirgt sich hinter »Deutsch« die gute alte Missionarsstellung.

Englisch

Die viktorianische Erziehung galt als konservativ, streng und lustfeindlich. Züchtigung und Erniedrigung sind probate Maßnahmen zur Durchsetzung dieser Ideale. Derartige Praktiken beim Liebesspiel eingesetzt, werden folgerichtig als »Englisch« bezeichnet. Die Rollenverteilung: Der dominante Partner darf den anderen nach Belieben züchtigen und erniedrigen. Der devote Teil findet daran Geschmack. Zu den gängigen Maßnahmen zählen Peitschenhiebe auf das entblößte Hinterteil (Spanking) und Fesselungen (Bondage). Dominiert die Frau derartige sadomasochistische Praktiken, spricht man von »Femdom« (female dominance = weibliche Dominanz), ist es der »Herr«, von Maledom (male domination = männliche Dominanz).

Französisch

Sex auf französisch umfasst die verschiedenen Oraltechniken. Zum Beispiel Fellatio. Beim Blowjob wird der Penis mit dem Mund verwöhnt. Beim Cunnilingus wird hingegen die Vagina zum Zentrum oraler Befriedigung. Die sogenannte

69 schließlich ist eine Stellung, bei der sich beide Partner wechselseitig oral verwöhnen können.

Griechisch

Im alten Griechenland soll der Sex zwischen älteren Herren und Jünglingen beliebt gewesen sein. Was dabei in der Antike genau passierte, wissen wir nicht. Heute ist mit »griechisch« der Analverkehr zwischen Mann und Frau gemeint. Aus hygienischer Sicht ist dabei Zweierlei zu beachten: 1. Um eine Infektion der Harnwege zu vermeiden, sollte unbedingt ein Kondom verwendet werden. 2. Anschließend ist der Vaginalverkehr tabu. Grund? Siehe Punkt 1.

Indisch

Das Kamasutra (Sanskrit für »Verse des Verlangens«) wurde vermutlich zwischen 200 und 300 n. Chr. von Vatsyayana Mallanaga verfasst und gilt als Leitfaden der Erotik und körperlichen Liebe. In dem reich illustrierten Werk werden hunderte zum Teil komplizierte Sexstellungen beschrieben. Unter dem Begriff »indisch« werden daher alle exotischen und ungewöhnlichen Liebesstellungen zusammengefasst. Voraussetzung für beide Partner ist allerdings eine hervorragende Körperbeherrschung, wie sie zum Beispiel durch langjährige Yogapraxis erlangt wird.

Spanisch

Sex auf Spanisch bedeutet, dass der Mann seinen Penis zwischen die Brüste der Frau schiebt und ihn dort hin und her bewegt. Erforderlich sind – neben der Bereitschaft der Gespielin – ein großer Busen und reichlich Gleitgel. Sind diese Voraussetzungen gegeben, drückt die Frau ihre Brüste zusammen und lässt ihn dazwischen gewähren. Für beide bietet sich so eine Variante, die naturgemäß keine Verhütung erfordert. Warum der Busensex den Spaniern zugeordnet wird, ist unklar. Möglicherweise, weil in dem katholisch geprägten Land »echter« Sex vor der Ehe verboten war. Diese Variante des Petting kommt der Sache jedenfalls schon sehr nahe.

Italienisch
Spricht man von Sex auf Italienisch, ist damit gemeint, dass der Partner seinen Penis in die Achselhöhle der Partnerin schiebt und dort eine Art Penetration stattfindet. Im Gegensatz zur spanischen Variante ein recht spartanisches Vergnügen. Was hat das mit Italien zu tun? Mögliche Antwort: siehe unter »Spanisch«.

Thailändisch
Beim Sex auf thailändische Art wird der Penis mit sehr viel Öl massiert. Diese Variante darf jedoch nicht mit der traditionellen Thai-Massage verwechselt werden, bei der es sich um eine uralte, der Entspannung und Heilung dienende Kombination aus Yoga und Akupressur handelt.

Japanisch
Die Japaner sind bekannt für ihre bizarren Vorlieben in Sachen Sex. Besonders beliebt: Sex in Lack und Latex! Die hautengen Klamotten sorgen für besonderen Kick! Abgefahren: Die Latexkluft wird beim Liebesakt nicht ausgezogen! Einzig die Geschlechtsteile werden freigelegt – ziemlich schräg!

Finnisch
Eine richtig heiße Sache? Wer's finnisch macht, treibt's in der Sauna und zwar bei 100 Grad! Aber Achtung: Für diesen Kick brauchen alle Beteiligten ein stabiles Herz-Kreis-

lauf-System! Anderenfalls droht ein erhebliches Gesundheitsrisiko: der Tod bei der schönsten Sache der Welt.

Wer treibt's öfter? Sex im internationalen Vergleich

Ob in Nord oder Süd, Ost oder West: Sex ist weltweit eine ziemlich beliebte Sache, denkt man. Stimmt aber nicht! Im Gegenteil, es gibt sehr große Unterschiede. Ein Beispiel: Würden die Japaner zu Beginn eines Jahres mit dem gleichen Eifer wie die Griechen loslegen, wären sie bereits Mitte April fertig mit Sex und würden den Rest des Jahres abstinent leben. Griechen haben nämlich pro Monat fast 14 Mal Sex, Japaner nur 48 Mal pro Jahr!

Die Griechen führen die internationale Rangliste der Beischlafhäufigkeit schon seit Jahren an. Laut neuesten Untersuchungen treiben es die Hellenen im Schnitt 164 Mal pro Jahr. Deutschland rangiert mit 117 Einsätzen im Mittelfeld. Japan hält die rote Laterne – wie passend. Aber die Griechen treiben es nicht nur besonders oft – sie lassen sich angeblich auch besonders viel Zeit dabei. 22,3 Minuten dauert ein Akt im Land der Sexweltmeister (Deutschland ca. 18, Japan ca. 16 Minuten). Berücksichtigt man Häufigkeit und Länge der statistisch ermittelten Durchschnittswerte, ergeben sich noch krassere Unterschiede:

- **Griechen** haben fast 61 Stunden Sex pro Jahr
- **Deutsche** nur knapp 34,5 Stunden und
- **Japaner** mickrige 13 Stunden.

Der Wert solcher Studien steht und fällt allerdings mit der Ehrlichkeit der nach ihrem Sexualverhalten befragten Teilnehmer. Da der Autor den Griechen nicht zu nahe treten möchte, hier nur eine Anmerkung zur japanischen Kultur: Sie zeichnet sich durch Höflichkeit und Bescheidenheit aus, Selbstlob und Angeberei sind absolut tabu! Die komplette

Studie mit den Ergebnissen vieler weiterer Länder und Fragestellungen findet man im Internet unter dem Stichwort »Weltweite Sexumfrage«.

Lass dich bekehren: Die häufigste Sex-Position

Die Ergonomie des menschlichen Körpers erlaubt eine große Zahl von Varianten, wenn es um die Vereinigung von Penis und Vagina geht. Manche sind besonders beliebt, andere kommen in der Praxis eher selten vor. Einer repräsentativen Befragung von weit über eintausend Personen zufolge werden die folgenden Sex-Stellungen in Deutschland am häufigsten praktiziert:

Nr. 1: Die Missionarsstellung

Überraschung! Wer hätte das gedacht? Mit Abstand am beliebtesten: Der Klassiker – Sie liegt unten, er ist oben, das klappt doch wunderbar. Offenbar wird das ganze Herumprobieren überschätzt. 30 Prozent der Befragten hat so am häufigsten Sex. Bei der jüngsten Altersstufe (18 bis 24 Jahre) sind es sogar 42 Prozent. Fazit: Die Jugend verlässt sich auf Altbewährtes und treibt es eher konservativ.

Nr. 2: Die Reiterstellung

Auf Position zwei, die Reiterstellung. Wohlbemerkt: Sie reitet ihn, gibt den Takt vor und genießt. Rund 15 Prozent der Deutschen bevorzugen diese Stellung. Fazit: für Amazonen.

Nr. 3: Hündchen-Stellung

Rund 10 Prozent treiben es wie die Tiere. Schön für ihn: Wenn er sie von hinten nimmt, kann er gleichzeitig ihre Brüste liebkosen. Fazit: animalisch gut!

Nr. 4: Löffelchen-Stellung

Eigentlich gleicht die Löffelchen-Position ja der Hündchen-Stellung, bloß dass sie hier im Liegen und daher deutlich langsamer durchgeführt wird. Rund sechs Prozent verzichten beim Sex auf Blickkontakt. Fazit: langsam, aber sicher.

Nr. 5: 69er-Position

Weit abgeschlagen scheint das Bedürfnis, sich gegenseitig oral zu befriedigen. Nur fünf Prozent der Befragten haben so am häufigsten Sex. Fazit: zuverlässige Stellung, wenn kein Nachwuchs dabei herauskommen soll.

Nr. 6: Im Stehen

Nur etwa zwei Prozent der Befragten haben eine ausgeprägte Vorliebe für Quickies. Sie treiben es am häufigsten im Stehen. Fazit: entkleiden nicht unbedingt erforderlich, daher ideal bei akutem Zeitmangel.

Nr. 7: Schubkarren-Stellung

Hier ist die Fitness beider Partner gefordert: Bei der Schubkarre muss er ihre Beine halten, und sie muss ihr Körpergewicht mit den Armen abstützen. Weniger als zwei Prozent bevorzugen den Akt, der stark an eine Fitnessübung erinnert. Fazit: für Bodybuilder.

12. Natürliche Scharfmacher

Aphrodisierende Lebensmittel
Liebe geht durch den Magen, sagt man. Dass an dem Spruch was dran ist, ahnten wir schon lange. Tatsächlich gibt es eine ganze Reihe von Nahrungsmitteln, die nachweislich eine aphrodisierende Wirkung haben. Doch nicht nur die Inhaltsstoffe sind entscheidend. Nach einem liebevoll gezauberten Menü hat schon so manch ein Paar den »Nachtisch« im Séparée genossen.

Austern
Austern enthalten besonders viel Zink, das die Testosteronproduktion ankurbelt und damit die männliche Lust fördert. Schon das Austernessen entfaltet eine anregende Wirkung: Erst wird die Schale geknackt, dann das feuchte, weiche Muschelfleisch geschlürft. Da kommt man auf Ideen …

Avocados
Reich an ungesättigten Fettsäuren und Vitamin E gelten Avocados schon seit Langem als Aphrodisiakum der Natur. Der Name »Avocado« geht übrigens auf das aztekische Wort »ahuacatl« zurück, was nichts anderes als »Hoden« bedeutet. Nachvollziehbar, wenn man sich die Früchte einmal genauer anschaut.

Blaubeeren
Die Beerenfrüchte enthalten große Mengen von Antioxidantien wie Vitamin C und weitere zellschützende Stoffe, die Kalkablagerungen in den Gefäßen vorbeugen und neben der Herzgesundheit auch das Erektionsvermögen erhalten.

Chili
Scharf macht scharf! Der Grund: Chili, Pfeffer und Co. setzen körpereigene Opiate wie das Glückshormon Endorphin frei, die schmerzunempfindlich und euphorisch machen. Außerdem wird die Durchblutung der Schleimhäute angeregt. Aber Achtung: Bitte nicht äußerlich anwenden. Vom direkten Kontakt zwischen Scharfmachern wie Chili und den Schleimhäuten ist dringend abzuraten, sonst geht nichts mehr.

Eier
Hühnereier enthalten Spurenelemente wie Zink, Kalium und Selen, die die Potenz fördern und erhalten.

Fisch
Der Fisch gilt in vielen Kulturen als Fruchtbarkeitssymbol. Hering, Lachs und Makrele gehören zu den fetthaltigen Fischen, weil sie besonders viele wertvolle Omega-3-Fettsäuren enthalten. Die fördern die Durchblutung und damit die sexuelle Erregbarkeit.

Ginseng
In der Traditionellen Chinesischen Medizin wird Ginseng gegen Potenzprobleme, Energiemangel und Lustlosigkeit eingesetzt. Ihre Inhaltsstoffe stimulieren die Libido und erhöhen das sexuelle Stehvermögen – Ausdauer garantiert!

Ingwer

In Asien gilt Ingwer seit jeher als Aphrodisiakum. Die scharfe Wurzel regt den Kreislauf und die Durchblutung an – auch im Intimbereich. Die Folge: erhöhte Empfindsamkeit und gesteigertes sexuelles Verlangen.

Kakao und Schokolade

Inhaltsstoffe der Kakaobohne sorgen nicht nur für eine vermehrte Freisetzung von Glückshormonen, sondern steigern auch die Lust auf Sex. Das wussten bereits die Maya, die den »Trank der Götter« zur Potenzförderung einsetzten. Für Schokolade gilt: je höher der Kakaogehalt, desto stärker der Effekt.

Knoblauch

Bereits im alten Ägypten wurde Knoblauch als Potenzmittel eingesetzt. Aber Achtung: Wenn der Geruch nicht gleich wieder abturnen soll, müssen beide davon gegessen haben!

Sellerie

Sellerie wie auch Trüffel enthalten Androstenol, einen Lockstoff, der auch im menschlichen Schweiß vorkommt. Das natürliche Pheromon hat eine positiv einnehmende und leicht sexuell stimulierende Wirkung.

Tofu macht impotent

Schenkelklopfer für Macho-Typen: Männer, die kein Fleisch essen, riskieren den Verlust ihrer Zeugungsfähigkeit! Der Grund: Die von Vegetariern häufig konsumierten Sojaprodukte enthalten pflanzliche Hormone aus der Gruppe der Isoflavone (sogenannte

Phytoöstrogene), die offenbar die Fruchtbarkeit einschränken. Ernährungswissenschaftler der Harvard-Universität in Boston fanden heraus, dass sich die Spermienzahl von Männern, die regelmäßige Sojaprodukte konsumierten, signifikant verringerte. Der Zusammenhang zwischen dem Verzehr von Soja und Unfruchtbarkeit konnte zuvor bereits bei Tieren nachgewiesen werden. Ergebnis der Boston-Studie: Probanden, die täglich eine Portion Tofu oder Sojamilch verzehrten, produzierten nur ca. 40 Millionen Spermien pro Milliliter Ejakulat. Die Normalwerte liegen zwischen 80 und 120 Millionen Spermien.

In China essen sie Penis

Die Chinesen sind berühmt für ihre bizarren Essgewohnheiten. Ob frittierte Insekten und Skorpione, gebratene Schlangen und Spinnen, Hühnerfüße oder tausendjährige Eier – es gibt fast nichts, was im Land der Mitte nicht im Kochtopf landet. Aber Penis? Jawohl! In Peking gibt es sogar ein Etablissement, in dem nichts anderes auf den Tisch kommt. Im Restaurant »Guolizhuang«, was so viel wie »Kraft im Topf« bedeutet, werden Spezialitäten wie »Drachenbrunnen-Penisblume« oder der »Schildkröten-Hirschpenistopf« serviert. Aus europäischer Sicht nichts für schwache Mägen. In China hingegen hat der Genuss von Tier-Penissen eine lange Tradition. Der Grund ist leicht zu erahnen: Asiaten glauben, dass der Verzehr von Geschlechtsteilen die Manneskraft stärkt. Und so kommen im »Kraft im Topf« die Geschlechtsorgane männlicher Esel, Hirsche und sogar Schlangen auf den Tisch. Auch für Frauen soll sich ein Besuch lohnen: Hirschpenis sorgt angeblich für eine geschmeidige, glatt Haut und ein straffes Bindegewebe – wohl bekomm's!

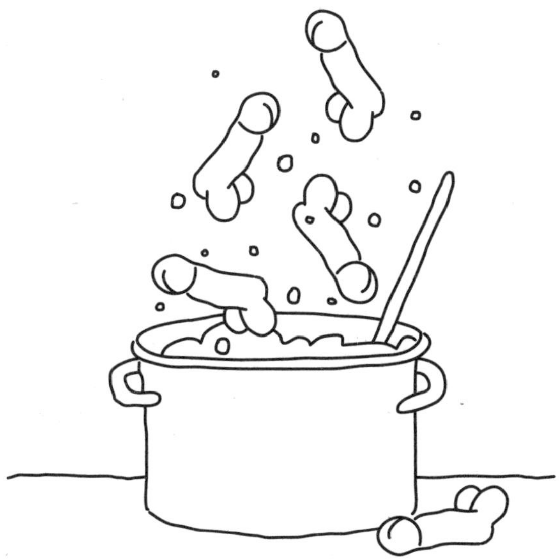

Tierschützer machen schon seit Langem gegen die Auswirkungen derart finsteren Aberglaubens mobil. Weltweit hat die Spezies Mensch, genauer gesagt deren männliche Vertreter, eine Reihe von Tierarten an den Rand des Aussterbens gebracht. Zum Beispiel Nashörner, Tiger und bestimmte Haiarten. Der Handel mit Produkten dieser Spezies ist streng verboten, doch horrende Preise befeuern den Schwarzmarkt und damit die Wilderei. Für ein Kilogramm Horn eines Nashorns werden bis zu 50 000 Euro gezahlt. Zu feinem Pulver vermahlen kommt der Stoff als Potenzmittel auf den asiatischen Schwarzmarkt. Absurd: Chemisch betrachtet findet sich kein Unterschied zwischen der Hornsubstanz und normalen Fingernägeln. Beide bestehen aus Keratin. Fingernägelkauer müssten demnach ständig geil sein.

13. Verhütung

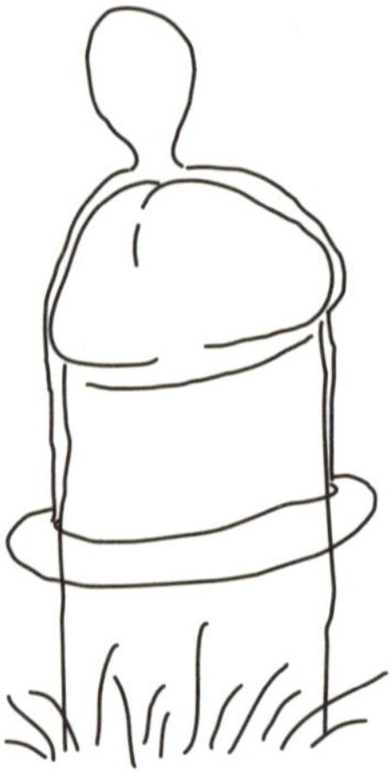

Ab in die Tüte

Die Benutzung eines Kondoms bietet für den Mann zwei entscheidende Vorteile. Zum einen ist es die einzige Methode, die der Mann buchstäblich selber in der Hand hat. Das heißt, er muss sich nicht darauf verlassen, dass die Frau zur Verhütung die Pille nimmt oder eine Spirale benutzt. Zum anderen bietet einzig ein Kondom beiderseitigen Schutz vor Infektionskrankheiten wie HIV und Tripper, weil durch dessen Anwendung der direkte Kontakt mit Schleimhäuten und Körperflüssigkeiten verhindert wird.

Passform entscheidend

Für die meisten Männer sind die üblichen Standardkondome völlig ausreichend. Die Standardbreite von Markenkondomen beträgt 52 mm, was einem Penisumfang von zirka 10,5 cm entspricht. Nur bei auffällig großen oder kleinen Penisausführungen empfehlen sich Sondergrößen, die sowohl in Drogerien als auch via Internet erhältlich sind. Bei einem eher kleinen Schwanz besteht die Gefahr, dass das Kondom abrutscht und so seine Wirkung verliert. Bei einem zu engen Kondom – Sie ahnen es schon – besteht die Gefahr, dass das Material zerreißt, was die Schutzwirkung ebenfalls zunichtemachen würde. Die Bezeichnungen für extra große und extra kleine Kondome sind jedoch nicht normiert und werden unter ganz unterschiedlichen Bezeichnungen angeboten. Kleine Kondome werden zum Beispiel folgendermaßen umschrieben: »Schlanke Passform«, »Eng anliegend« oder »Fits like a glove«, zu Deutsch »Sitzt wie ein Handschuh« – passt demnach, wenn der Penis eher an einen Finger erinnert.

Pille für den Mann

Bereits seit Jahrzehnten arbeitet die Pharmaindustrie an der Entwicklung eines hormonellen Verhütungsmedikaments für den Mann. Ähnlich wie bei der Pille für die Frau soll auch hier die Bildung von Keimzellen, in diesem Fall also Spermien, unterbunden werden. Dazu müssen sich Männer alle sechs Wochen einen speziellen Hormoncocktail spritzen lassen. Doch ein entsprechendes Präparat ist bisher nicht zur Marktreife gebracht worden. Zuletzt stoppte die Weltgesundheitsorganisation (WHO) eine breit angelegte Medikamentenstudie (Journal of Clinical Endocrinology & Metabolism: Behre et al, 2016) mit der Begründung: zu starke Nebenwirkungen für die männlichen Probanden. Allerdings geht es bei genauerem Hinsehen um genau die gleichen Nebenwirkungen, wie sie in den Beipackzetteln jeder Antibabypille aufgeführt werden und die Frauen seit Jahrzehnten in Kauf nehmen müssen, wenn sie die derzeit sicherste Form der Verhütung betreiben. Hinzu kommt, dass bei der männlichen Hormonbehandlung eine vergleichbar gute Wirksamkeit vorliegt. Kritikerinnen befürchten daher, dass die männlich dominierte Pharmaindustrie ihren Geschlechtsgenossen ersparen möchte, was Frauen seit Jahrzehnten erleiden – sicher kein unbegründeter Verdacht.

Verhütungsgel für Männer

Diese neuartige Verhütungsmethode beruht auf einem ähnlichen Prinzip wie die Vasektomie, also die Sterilisation. Entscheidender Unterschied: Die Samenleiter werden nicht durchtrennt, sondern mit einer speziellen Substanz, dem sogenannten Vasalgel, »verstopft«. Dazu wird das Gel in die Samenleiter gespritzt und entfaltet dort eine Art Filterwirkung. Ziemlich genial: Das Polymer lässt den Großteil der Samenflüssigkeit durch und filtert nur die Spermien heraus. Offenkundiger Vorteil: Die Ejakulation wird dadurch nicht unterbunden. Über zwei Jahre hinweg haben Forscher diese Methode bereits an Affen getestet, zuletzt an sechzehn ausgewachsenen Makaken – mit hundertprozentigem Erfolg. Keines der so begatteten Affenweibchen wurde schwanger. Ist zu einem späteren Zeitpunkt doch noch eine Befruchtung gewünscht, so lässt sich das Gel mit Hilfe eines Lösungsmittels wieder entfernen. Inwieweit sich dieser vielversprechende Ansatz für Menschen-Männer eignet, müssen weitere Forschungen ergeben.

In Indien wird eine dem Vasalgel ähnliche Methode derzeit bereits am Menschen erprobt. Bei »RISUG« (reversible inhibition of sperm under guidance) wird ebenfalls eine Substanz in die Samenleiter gespritzt. Diese kleidet deren Innenwände aus und beschädigt vorbeifließende Samenzellen, sodass eine Befruchtung unmöglich wird. Patentiert ist die Methode bislang in Indien, China, Bangladesch und den USA.

Faktenbox Verhütung
Statistik der häufigsten Verhütungsmethoden und ihrer Sicherheit nach dem Pearl-Index*

Methode	Häufigkeit	Sicherheit
• Pille:	55 Prozent	0,1 – 0,9
• Kondom:	36 Prozent	2 – 12
• Spirale:	11 Prozent	0,16 – 0,8
• Sterilisation des Mannes:	3 Prozent	0,1
• Sterilisation der Frau:	2 Prozent	0,2 – 0,3

* Der Pearl-Index gibt an, wie viel Prozent der Frauen, die diese Methode nutzen, innerhalb eines Jahres schwanger werden. Mit anderen Worten: je kleiner die Zahl, desto sicherer die Methode.

Sterilisation des Mannes

Klare Verhältnisse schaffen, eine absolut zuverlässige Lösung anstreben und die Angelegenheit nicht auf die Frau abwälzen, sondern selbst in die Hand nehmen – es sind eigentlich eher machomäßige Beweggründe, die zur Durchführung einer Vasektomie, also zur Sterilisation des Mannes, führen. Bei dem in der Regel ambulant und unter örtlicher Betäubung durchgeführten Eingriff werden die Samenleiter durchtrennt, so dass der Weg der Spermien zwischen Hoden und Prostata unterbrochen ist.

Die Vasektomie ist das Mittel der Wahl für Männer, die bereit sind, die alleinige Verantwortung für die Empfängnisverhütung zu übernehmen. Lebt er in einer festen Partnerschaft, bedeutet das eine große Entlastung für die Frau. Doch es erfordert auch ein gewisses Selbstbewusstsein, Mut und Entschlossenheit, das durchzuziehen. Sollte sein Selbstwertgefühl möglicherweise unter der anschließenden Zeugungsunfähigkeit leiden, ist eher abzuraten. Außerdem muss der Betroffene wirklich sicher sein, dass seine Familienplanung abgeschlossen ist, denn der Schritt ist in der Regel irreversibel.

Einige Männer hegen auch die unbegründete Angst, nach dem Eingriff die Potenz zu verlieren. Aus Unwissenheit wird die Sterilisation mit einer Kastration gleichgesetzt. Dabei wird die Produktion von Spermien durch die Sterilisation überhaupt nicht unterbunden, die hormonelle Situation bleibt unverändert. Männer haben kein verringertes Lustempfinden und erleben den Orgasmus genau so wie vor dem Eingriff. Da die Spermien nur einen sehr geringen Anteil am Ejakulat ausmachen (0,5 Prozent), bleibt das Volumen des Samenergusses nahezu voll erhalten. Es besteht daher auch für Sex-Praktiken, bei denen das Abspritzen einen wesentlichen Teil des Vergnügens darstellt, keine Einschränkung.

Faktenbox Sterilisation

Kosten: Zirka 500 Euro, die nicht von den Krankenkassen übernommen werden. Rechnet man etwa 10 Euro pro Monat für gängige Verhütungsformen wie die Antibabypille für die Frau oder den Gebrauch von Kondomen, würde sich die Investition für eine Sterilisation nach 4 Jahren amortisieren.

Häufigkeit: Nach Angaben der Bundeszentrale für gesundheitliche Aufklärung (BzgA) sind etwa fünf

Prozent der deutschen Männer im Alter zwischen 18 und 49 Jahren sterilisiert.

Voraussetzungen

- Die Familienplanung sollte abgeschlossen sein, was ein entsprechendes Alter des Mannes voraussetzt.
- Die Entscheidung sollte aus Überzeugung und einvernehmlich fallen. Eine auf einseitigen Wunsch hin durchgeführte Sterilisation könnte die Beziehung belasten.

Karenzzeit: Nach der Operation dauert es bis zu drei Monate, bis alle restlichen Spermien aus den Samenleitern herausgespült worden sind. In dieser Zeit muss also noch konventionell verhütet werden, um einer Schwangerschaft vorzubeugen.

Refertilisierung: Neue Frau, neue Pläne

Unter Umständen kann eine Sterilisation rückgängig gemacht werden. Bei der Refertilisierung, auch Vasovasostomie genannt, werden die Enden der Samenleiter freigelegt, auf Durchgängigkeit geprüft und zusammengenäht. Nach der Operation sind die Samenleiter wieder für die Samenflüssigkeit durchgängig, so dass eine Befruchtung stattfinden kann. Der Autor kennt einen Fall aus seinem Freundeskreis, der den Erfolg dieser Prozedur belegt. Der betreffende Mann hatte bereits Kinder und war überzeugt, die Familienplanung sei abgeschlossen. Doch dann scheiterte die Ehe. Als nach ein paar Jahren eine neue Partnerin in sein Leben trat, kam auch der Wunsch nach Kindern zurück. Schon bald nach der Refertilisierung freute sich das Paar über gesunden Nachwuchs. Die Erfolgsaussicht, also die Wahrscheinlichkeit, nach der Wiederherstellung der Zeugungsfähigkeit wieder Kinder zeugen zu können, hängt jedoch maßgeblich von dem Zeitraum zwischen Sterilisation und Refertilisierung ab – je mehr Zeit zwischen den Behandlungen vergeht, desto schlechter werden die Erfolgsaussichten. Im Durchschnitt liegen die Chancen bei fünfzig Prozent. Die Kosten betragen etwa tausend Euro und werden nicht von den Krankenkassen übernommen.

Kastration

Die radikalste Form, die Zeugungsfähigkeit nachhaltig zu unterbinden, stellt die Kastration dar. Erstaunlicherweise war die operative Entfernung der Hoden noch in jüngster Vergangenheit aus verschiedenen Anlässen und in verschiedenen Kulturen gängige Praxis. So wurden im Mittelalter und in der frühen Neuzeit tausende Jungen vor Einsetzen der Pubertät kastriert, um ihre hohe, reine Stimme zu erhalten. Viele der Opfer überlebten diese Barbarei nicht, denn die Eingriffe wurden unter mangelhaften hygienischen Bedingungen durchgeführt. Sie starben an postoperativen Infektionen. Doch auch den Überlebenden war nur in den seltensten Fällen eine Karriere als Sopran vergönnt. Berühmteste Ausnahme war der italienische Kastratensänger Carlo Broschi, genannt Farinelli.

Auch männliche Sklaven und Kriegsgefangene wurden kastriert, um sie gefügig zu machen, da infolge der starken Reduzierung der Testosteronproduktion die Aggressionsbereitschaft nachlässt. Im Orient wurde dem männlichen Personal zur Bewachung exklusiver Harems zusätzlich sogar der Penis entfernt, um jede Möglichkeit eines Übergriffes zu vereiteln. Beispiele systematisch durchgeführter Kastrationen reichen bis in unsere jüngste Vergangenheit, denn auch im Dritten Reich wurden Zwangskastrationen durchgeführt. Opfer dieser verbrecherischen Praxis waren vor allem Homosexuelle und geistig Behinderte. Heute finden Kastrationen nur noch in seltenen, medizinisch unabdingbaren Fällen statt, beispielsweise bei Hodenkrebs oder bei Prostatakrebs im fortgeschrittenen Zustand.

Das dritte Geschlecht

Hijra, auch Hidschra, sind ursprünglich Männer, die durch Kastration, die häufig sogar mit einer Penektomie (völlige Entfernung des Penis) verbunden ist, zu einem »dritten Geschlecht« geworden sind. Diese in den Gesellschaften Südasiens vorkommende Praxis dient der rituellen Aufnahme in den Kreis der Schutzgöttin Bahuchara Mata. Hijra gelten weder als Mann noch als Frau und leben in abgeschlossenen Gemeinschaften, denen eine Art Guru vorsteht. Sie kleiden sich trotz männlicher Anatomie in bunten Gewändern, schminken aufwendig ihre Gesichter und lackieren ihre Fingernägel. Ihren Lebensunterhalt bestreiten Hijras durch Tanzen und Segnungen bei Hochzeiten, Hauseinweihungen und nach der Geburt von Söhnen. Da diese Aufgaben zwar gesellschaftliche Anerkennung, jedoch nur ein geringes Einkommen garantieren, sind viele Hijras gezwungen, als Prostituierte zu arbeiten, um ihre Gemeinschaft zu ernähren. Jedes Jahr im Mai treffen sie sich zu einem zweiwöchigen Festival in dem südindischen Dorf Koovagam. Obwohl die Hijra in Indien (seit 2009), Pakistan (seit 2011) und Nepal (seit 2013) offiziell als drittes Geschlecht anerkannt wurden und an demokratischen Wahlen teilnehmen dürfen, muss ihre Lebenssituation als eher problematisch bezeichnet werden. Da der Eingriff zur Kastration gesetzlich verboten ist, finden die rituellen Verstümmelungen unter mangelhaften hygienischen und medizinischen Bedingungen statt. Außerdem werden nicht alle Hijra freiwillig zu Schutzbefohlenen der Göttin »Bahuchara Mata«. Oft werden Kinder von verarmten Familien aufgekauft oder Straßenjungen rekrutiert und später der rituellen Kastration unterzogen. Mit unserem Verständnis der Freiheit zur sexuellen Identität haben diese Vorgänge selbstverständlich nichts zu tun.

14. Unter der Gürtellinie

Sex im Grenzbereich

Perversion (lat. perversus für verdreht oder verkehrt) bedeutet dem Wortsinn nach eine Verkehrung ins Krankhafte oder Abnorme. Umgangssprachlich wird damit ein Verhalten bezeichnet, das von der bestehenden Norm sexueller Aktivitäten stark abweicht und daher als Tabu gilt. Einer strengen, vor allem im Katholizismus verbreiteten Interpretation zufolge wird jede sexuelle Aktivität als pervers betrachtet, die nicht der Fortpflanzung dient. Verhütungsmittel wie Kondom und Antibabypille sind aufgrund der seit 1968 gültigen Enzyklika Humanae Vitae verboten. Infolgedessen werden Praktiken, die vornehmlich dem Lustgewinn dienen, als abnormal betrachtet. Zum Beispiel Masturbation, orale und anale Sextechniken sowie Homosexualität.

Je aufgeklärter eine Gesellschaft ist, desto toleranter reagiert sie auf abweichende sexuelle Praktiken. Ob etwas als Perversion gilt, hängt also davon ab, wo die Handlung stattfindet. Beispiel Homosexualität: Selbst in Europa, zum Beispiel in Weißrussland, gibt es neuerdings Tendenzen, die Liebe unter Männern zu stigmatisieren oder sogar gesetzlich einzuschränken. In der arabischen Welt werden homosexuelle Handlungen zum Teil drakonisch bestraft. So steht im Iran, den Vereinigten Arabischen Emiraten und Saudi-Arabien die Todesstrafe auf Homosexualität. Und das nicht nur auf dem Papier, sie wird auch verhängt und ausgeführt.

In liberaleren Umfeldern wird eine sexuelle Handlung erst zur Perversion, wenn sie die Freiheit und Unversehrtheit anderer Lebewesen beeinträchtigt und damit gegen bestehende Gesetze verstößt. Zum Beispiel Vergewaltigung oder Kindesmissbrauch. Aus psychologischer Sicht kann es sich bei Perversionen auch um eine Störung der Sexualpräferenz handeln. Beispiele: Exhibitionismus, Voyeurismus, Pädophilie oder Sodomie.

Absonderlich: In Deutschland ist der Geschlechtsverkehr mit Tieren skandalöserweise nicht verboten. Die Darstellung von Sex mit Tieren jedoch schon.

Der Begriff »Perversion« kann also unter drei unterschiedlichen Aspekten betrachtet werden:

- **Bestehende Gesetzlage:** Nach den jeweils geltenden Gesetzesnormen verbotene sexuelle Handlungen, die zu einer Strafverfolgung führen können. In Deutschland wären dies zum Beispiel Exhibitionismus, Inzest, Nekrophilie und Pädophilie (siehe unten).
- **Bestehende Moral:** Gesellschaftlich tabuisierte sexuelle Praktiken und Präferenzen wie BDSM (Bondage & Discipline, Dominance & Submission, Sadism & Masochism), Gruppensex, Sodomie und Voyeurismus.
- **Psychische Abnormität:** Krankhafte, zwanghafte Sexualpräferenzen mit erheblichem Leidensdruck, aus denen sich die Behandlungsbedürftigkeit ergibt und deren Ausübung zugleich auch gegen Gesetze verstoßen kann. Beispiele: Exhibitionismus, Nekrophilie und Pädophilie.

Beispiele für Perversionen

- **BDSM**: Sexuelle Handlungen, bei denen sich der »Kick« durch sadistische und/oder masochistische Elemente ergibt.
- **Exhibitionismus:** Männer, die es als lustvoll erleben, sich vor fremden Personen zu entblößen und ihre Genitalien zur Schau zu stellen, werden als Exhibitionisten bezeichnet. Wer andere Personen durch eine solche Handlung belästigt, kann in Deutschland mit Freiheitsstrafen bis zu einem Jahr oder mit Geldstrafen bestraft werden.
- **Gruppensex:** Sexuelle Handlungen mit mehr als zwei Personen.
- **Inzest:** Sexuelle Handlungen unter nahen Verwandten. Inzest wird in der Bundesrepublik Deutschland zwischen Eltern, Großeltern, Urgroßeltern und deren Kindern, Enkeln, Urenkeln sowie zwischen Voll- und Halbgeschwistern gesetzlich verfolgt und geahndet.
- **Nekrophilie:** Eine sexuelle Präferenz, die sich auf tote menschliche Körper richtet. Die Schändung eines Leichnams gilt in Deutschland als Störung der Totenruhe und wird strafrechtlich verfolgt.
- **Pädophilie:** Sexuelle Handlungen mit Kindern unter 14 Jahren werden in Deutschland als sexueller Missbrauch von Kindern verfolgt und geahndet.
- **Sodomie:** Wird auch als Zoophilie bezeichnet und beschreibt die sexuelle Interaktion mit Tieren.
- **Voyeurismus:** Menschen, die durch das Beobachten nackter und/oder sexuell aktiver Personen in Erregung geraten werden als Voyeur oder auch Spanner bezeichnet.

Penis in Käfighaltung

Bei dieser Spielart des BDSM wandert der Penis in den Knast. Ziel der Käfighaltung ist die Kontrolle durch die »Herrin«, wie die weibliche Dominanzperson in Femdom-Kreisen häufig genannt wird. Die Keuschhaltung erfolgt mittels eines Käfigs aus Kunststoff oder Edelstahl, der über den schlaffen Penis gezogen und verschlossen wird. Auf diese Weise wird dem Träger der Zugriff auf sein Geschlechtsteil entzogen und durch die eng anliegende Bauweise die Möglichkeit zur Erektion genommen. Zur Eichel hin befindet sich eine schmale Öffnung, die das Urinieren mit angelegtem Peniskäfig möglich macht.

Der Peniskäfig ist meist Bestandteil eines erotischen Rollenspiels, in dessen Verlauf die Frau zwar erheblichen sexuellen Reiz auf den Mann ausübt (zum Beispiel durch entsprechende Kleidung), über die Erektion, Masturbation und den Orgasmus »ihres« männlichen »Subs« (des Unterworfenen) jedoch frei verfügen kann. Dem Mann wird folglich die Kontrolle über seine Genitalien entzogen. Die Dauer des Spiels wird vom gegenseitigen Einvernehmen der Partner bestimmt. Die männliche Keuschhaltung kann von der Verweigerung des Orgasmus über die Dauer eines Rollenspiels von einigen Stunden gehen, aber auch über mehrere Wochen andauern. Der Kick für den Sub ergibt sich aus der totalen Hingabe und Unterwerfung, dem Gefühl, sich dem Willen der Frau komplett auszuliefern. Vorsicht ist bei längerem Gebrauch eines Peniskäfigs geboten, da sich durch Wundreiben und mangelnde Hygiene leicht Infektionen bilden können.

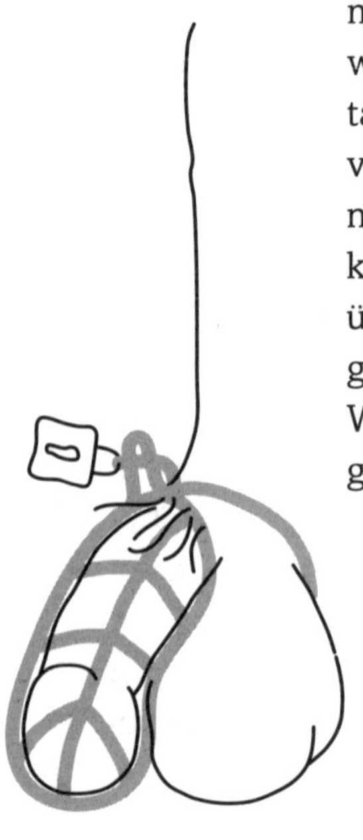

Was uns hier vielleicht recht seltsam und bizarr vorkommt, ist im umgekehrten Fall durchaus bekannt. Nicht wenige Ritter und Adelige des Mittelalters ließen ihren Gemahlinnen Keuschheitsgürtel anlegen, während sie sich auf Raub- oder Kreuzzügen befanden. Das Pendant zum Peniskäfig sollte die Enthaltsamkeit der Zurückgelassenen garantieren.

Pikante Spielwiese

Einen spannenden Einblick in die Swingerszene gibt das Forschungsprojekt einer jungen Soziologin. Miriam Finke jobbte als Studentin für einige Jahre in einem Swingerclub. So kam sie auf das Thema ihrer Dissertation. Titel: »Swinger: Moderne Beziehungsvirtuosen und ihre Politik der Lebensstile«. Erste Ergebnisse: Die Swingerszene befindet sich im Wandel. Heute sind es vor allem attraktive, beruflich erfolgreiche Pärchen um die dreißig, die das Swingen als Bereicherung ihrer Beziehung betrachten. Das Klischee von dunklen, schmuddeligen Kellerläden, in denen es ausschließlich um Partnertausch, Gruppensex und perverse Spielchen geht, ist offenbar nicht mehr ganz zutreffend. Moderne Swinger wünschen sich frivole Partys in edlem oder ungewöhnlichem Ambiente. Daher finden die Events eher in hippen Locations wie einer historischen Burg oder einer schicken Villa statt, feinstes Catering und gute Musik inklusive. Flirten ist dabei natürlich schwer angesagt, Sex eher eine Möglichkeit unter vielen. Die Soziologin interessiert, welche Bedürfnisse hinter dem neuen Trend stecken. Ihre Vermutung: Für die neue Generation bietet das Swingen eine gute Möglichkeit beides zu haben, eine exklusive Partnerschaft plus gelegentliche sexuelle Abenteuer. Wichtig ist den Paaren, über das Erlebte zu sprechen und zu artikulieren, was gefällt und wo die Grenzen liegen. Man einigt sich auf Regeln, die den Rahmen abstecken, in dem eine Art kontrolliertes Fremdgehen stattfinden darf. Für die Beziehung bestimmt gesünder als ein heimlicher Seitensprung.

Teil IV:

Gesundheit

15. Impotenz

Ein unscharfer Begriff

Impotenz ist ein eher umgangssprachlicher und unklarer Begriff, der sehr unterschiedliche Probleme der männlichen Sexualität beschreibt. So sprechen wir sowohl von Impotenz, wenn eine Erektionsstörung vorliegt und dadurch keine befriedigende Penetration stattfinden kann, als auch, wenn aufgrund mangelhafter Samenqualität keine Nachkommen gezeugt werden können. Medizinisch sind das jedoch zwei vollkommen unterschiedliche Probleme.

Die erektile Dysfunktion

Ein gesunder Penis sollte bei sexueller Erregung zügig steif werden und dies im weiteren Verlauf der körperlichen Aktivität auch bleiben. Idealerweise bis zum Höhepunkt. Nach dem Orgasmus ist ein Erschlaffen des männlichen Gliedes natürlich und normal. Wird der Penis über einen längeren Zeitraum nicht ausreichend und nachhaltig steif, um damit befriedigenden Geschlechtsverkehr ausführen zu können, spricht man von Erektionsstörungen oder medizinisch von einer »erektilen Dysfunktion«. Ursachen können sowohl psychischer als auch physischer Natur sein. Wie gravierend die psychische Komponente bei dieser Sexualstörung ist, zeigt der Volksmund: »Er kriegt ihn nicht hoch«, »Was für ein Schlappschwanz«, »Der hat kein Stehvermögen« – ehrabschneidende Redewendungen wie diese zeigen, welch enormer seelischer Druck auf den Betroffenen lastet. Das gesamte Selbstverständnis des Mannes wird in Frage gestellt, wenn er im Bett versagt. Wer keinen Steifen kriegt, ist kein richtiger Kerl.

Aus medizinischer Sicht darf die erektile Dysfunktion ebenfalls nicht unterschätzt werden. Ist die Ursache organischer Natur, steckt häufig eine ernsthafte Schädigung des Gefäßsystems hinter der Störung und kann auf eine Herz-

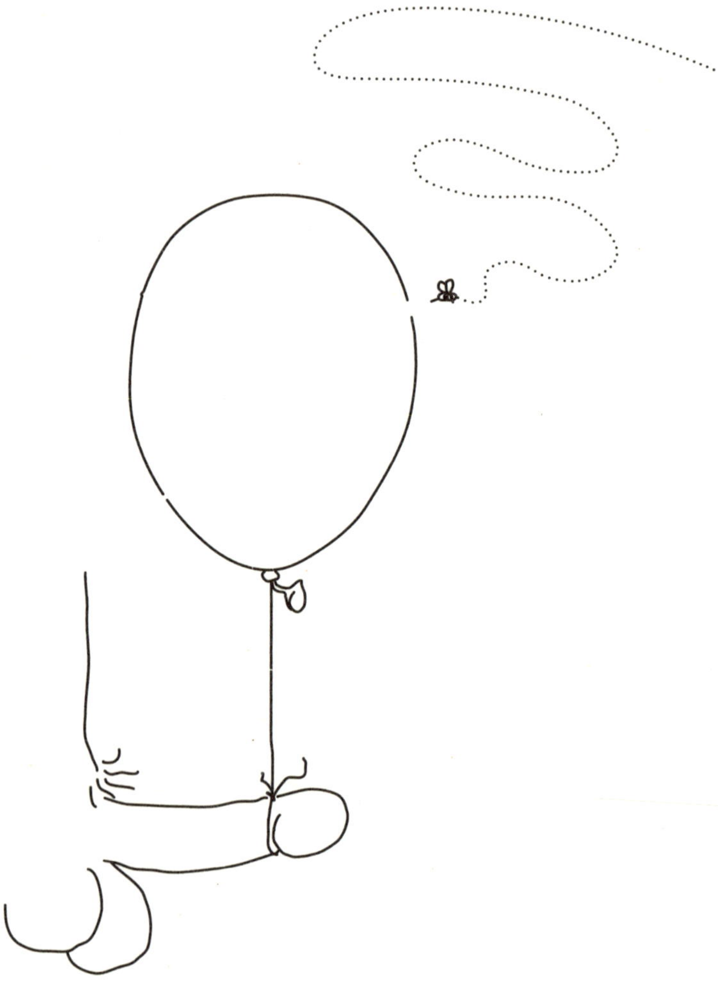

Kreislauf-Erkrankung hindeuten. Eine Erektionsschwäche hat in diesem Fall die Funktion eines natürlichen Warnsignals. Betroffene sollten sich unbedingt internistisch oder kardiologisch untersuchen lassen. Medizinische Studien zeigen nämlich, dass eine Erektionsschwäche oftmals mit einem darauf folgenden Herzinfarkt und Schlaganfall einhergeht.

Wie viele sind betroffen?

Die Wahrscheinlichkeit, an einer erektilen Dysfunktion zu erkranken, nimmt mit steigendem Lebensalter zu. Wissenschaftlichen Studien zufolge treten in der Gruppe bis 60 Jahre bei der Hälfte aller Männer Erektionsstörungen auf, in der Gruppe der bis 70-Jährigen sind es bereits zwei Drittel.

Ursachen

Die Mediziner gehen davon aus, dass etwa die Hälfte aller Erektionsstörungen rein organisch bedingt sind, während bei etwa einem Drittel von rein psychosomatischen Ursachen auszugehen ist. Bei 20 Prozent der Fälle ist von einem komplexen Zusammenwirken beider Faktoren auszugehen. Diabetes und Gefäßerkrankungen wie Arteriosklerose machen zusammen etwa 45 Prozent der organisch bedingten Ursachen für eine erektile Dysfunktion aus. In weiteren 20 bis 30 Prozent der Fälle steckt ein Hormonmangel hinter der Erkrankung. Schätzungen zufolge sind ab dem 50. Lebensjahr etwa 80 Prozent solche rein körperliche Ursachen für die Erektionsschwäche verantwortlich. Bei der jüngeren Generation stecken häufiger psychische Probleme dahinter.

Wundersame Verwandlung

Die Erektion ist ein in der Natur einmaliges Phänomen. Das beginnt bereits mit der Entstehung. Sie kann weder willentlich noch bewusst herbeigeführt werden, wie zum Beispiel die Anspannung eines Muskels oder das Anhalten der Atmung. Notwendig ist sexuelle Erregung, herbeigeführt durch manuelle, sinnliche oder psychische Reize wie erotische Fantasien. Häufig ist es eine Kombination solcher Auslöser, die zu einer Erektion führt. Im Tierreich spielen insbesondere Geruchsreize eine wichtige Rolle. Für die Triebhaftigkeit des Geschehens spricht auch, dass die parasympathischen Nervenbahnen des Rückenmarks, das sogenannte Erektionszentrum, für die Erregungsleitung zuständig sind. Sie gehören zum vegetativen, auch als autonom bezeichneten Nervensystem, über das automatisch ablaufende biologische Vorgänge gesteuert werden, die vom Menschen nicht willentlich, sondern allenfalls indirekt beeinflusst werden können. Wird der entsprechende Reiz ausgelöst, füllt sich das komplexe Gewebe der Schwellkörper mit Blut. Durch gleichzeitige Steigerung des Blutzuflusses bei einer Drosselung des Blutabflusses wird die Menge vergrößert. Es kommt zu einer erheblichen Ausdehnung in dem dichten Geflecht von eng aneinanderliegenden Hohlräumen, bei gleichzeitiger Steigerung des Blutdrucks. Die Folge: Der Penis wird steif und richtet sich auf.

Psychisch bedingte Erektionsstörungen

Stress ist ein Lustkiller, das findet vor allem der Penis. Außerdem benötigen wir für die sexuelle Aktivität ein Mindestmaß an Vitalität und Energie. Wer völlig ausgepowert ist, dem fehlt der nötige Drive für Sex. Hinzu kommt: Der Alltag ist für die meisten Paare nicht gerade aphrodisierend. Es handelt sich eher um eine Aneinanderreihung von Pflichten, die unser Leben durchtaktet und diktiert. Für eine erfüllte Sexualität wären ganz andere Voraussetzungen nötig. Den Kopf frei zu haben zum Beispiel. Denn wer nicht abschalten oder wenigstens umschalten kann, weil ihm die nächsten Jobtermine oder der Ärger der vergangenen Woche im Kopf herumschwirren, wird es im Bett schwer haben. Eine wichtige Voraussetzung für ein lustvolles Miteinander ist bekanntlich die Fähigkeit zur Hingabe. Doch so richtig loslassen und genießen kann nur, wer mental zur Ruhe gekommen ist, sich entspannt und rund herum wohl fühlt. Wen der Erfolgsdruck bis an die Bettkante verfolgt, hat ein echtes Problem: Niemand lässt sich gern unter Druck setzen, und der Penis erst recht nicht. Wenn er merkt, dass er unbedingt steif werden soll, streikt er.

Dafür gibt es sogar physische Gründe: Erregung hat nämlich paradoxerweise mit Entspannung zu tun. Den entscheidenden Impuls für das Steifwerden des Penis gibt das parasympathische Nervensystem. Wird im Gehirn ein sexueller Impuls ausgelöst, zum Beispiel durch eine sinnliche Berührung, dann sendet es Nervenimpulse über das Rückenmark bis zum Penis. Dort entspannt sich die glatte Muskulatur und öffnet so den Blutzufluss in die Schwellkörper – und siehe da, er richtet sich auf!

Starker Placebo-Effekt

Studien zeigen, dass der sogenannte Placebo-Effekt im Bereich der sexuellen Störungen besonders groß ist. Placebos sind Medikamente, die keine therapeutische Wirkung haben und in klinischen Studien eingesetzt werden, um die »echte« Wirksamkeit verschiedener Medikamente möglichst genau erfassen zu können. Als Placebo-Effekt wird die subjektiv empfundene Verbesserung oder Linderung bestehender Leiden nach Einnahme solcher Scheinpräparate bezeichnet. Bis zu 40 Prozent der Männer, die ein Placebo gegen Erektionsstörungen bekommen haben, berichten von einer signifikanten Verbesserung ihrer sexuellen Leistungsfähigkeit. Interessanterweise tritt dieses Phänomen nicht nur bei Patienten auf, deren Beschwerden auf psychischen Ursachen beruhen. Auch organisch Kranke profitieren von diesem Effekt.

Stress im Bett

Die meisten Männer pflegen ein intimes Verhältnis zu ihrem besten Stück. Lässt es sie im entscheidenden Moment im Stich, kann das eine traumatisierende Wirkung haben – das Vertrauen ist dahin, das Selbstvertrauen angeknackst. Nicht zu wissen, ob es beim nächsten Mal klappt, wird zum zusätzlichen Stressfaktor, schürt Versagensängste und bindet Energie. Im ungünstigsten Fall führt die Unsicherheit in einen Teufelskreis: Die Angst vorm Scheitern erhöht das Stresslevel, die nächste Erektionsschwäche ist vorprogrammiert. Mit dem erneuten Versagen gewinnen Angst und Stress mehr und mehr an Einfluss. Das Ergebnis: Eine manifeste Erektionsstörung, nicht selten gefolgt von einer depressiven Verstimmung. Spätestens jetzt sollten Betroffene für professionelle Hilfe durch einen Arzt oder Therapeuten sorgen.

Männlichkeit = Potenz

Warum drehen Männer gleich hohl, wenn ihr Penis streikt? Trotz Emanzipation und Gleichberechtigung ist unser gesellschaftliches Leben stark von Rollenverhalten geprägt. Die Folge: Impotenz und Versagen im Bett sind noch immer Tabuthemen. Warum? Weil sie das Selbstverständnis bis ins Mark erschüttern! Offensichtlich identifizieren sich auch moderne Männer noch immer mit der Rolle des potenten, jeder Zeit zum Sex fähigen Machos. Warum ist das so und weshalb wird ein Versagen in diesem Bereich so überbewertet?

Hängt die Männlichkeit wirklich so elementar von der Fähigkeit ab, eine Erektion zustande zu bringen? Erfolg wird heute doch längst an ganz anderen Parametern gemessen. Berufliche Karriere, die Höhe des Einkommens und die damit einhergehenden Statussymbole wie Autos, Häuser und Fernreisen sind die Währung der gesellschaftlichen Anerkennung. Doch die Psyche ist kompliziert und birgt entwicklungsgeschichtliche Untiefen. In mancherlei Beziehung sind wir noch immer eher Tier als Mensch. Trotz unseres Intellekts beeinflussen Hormone, Instinkte und triebhafte Begierde unser Denken, Fühlen und Handeln. Immerhin – im Gegensatz zu Primaten und vielen anderen Tieren unterliegt unsere Sexualität nicht dem reinen Instinktverhalten, sondern (mehr oder weniger) bewussten Entscheidungsprozessen. Unser Paarungsverhalten ist in ein Geflecht komplexer sozialer Regeln eingebettet, in dem es vor »Do's« und »Don'ts« nur so wimmelt. Es gilt moralische Grundsätze und kulturelle Gepflogenheiten zu berücksichtigen. Man kann nicht einfach übereinander herfallen, wenn einem danach ist.

Vom Standpunkt der Evolution aus betrachtet ist allerdings der Fortpflanzungserfolg Dreh- und Angelpunkt einer jeden Spezies. Gelingt es nicht, sich zu vermehren, ist die Erhaltung der Art in Gefahr. Vielleicht spürt der Mann diesen Druck. Vielleicht sagt ihm ein archaischer Teil seines Gehirns, dass ein elementares Problem vorliegt, wenn seine Fortpflanzungsfähigkeit nicht gewährleistet ist.

Keine Lust mehr auf Sex?

Wissenschaftler konnten feststellen, dass die Sexfrequenz in den letzten 30 Jahren stark gesunken ist. Bei Männern im Alter zwischen 20 und 40 Jahren um ganze 70 Prozent. Während sie in den 80er-Jahren noch zwölf Mal pro Monat Verkehr hatten, sind es heute nur noch vier Mal. Vielleicht hat die sexuelle Revolution inzwischen für zu viel Freizügigkeit gesorgt. Weil heute (fast) alles erlaubt und möglich geworden ist, ist eine Art Übersättigung eingetreten. Hinzu kommt, dass immer mehr Männer übergewichtig sind und damit in die Risikogruppe für Diabetes Typ 2 und Herz-Kreislauf-Erkrankungen fallen. Experten schätzen, dass bis zu 80 Prozent aller impotenten Männer in Deutschland diesen Risikogruppen angehören.

Liebeskiller Porno

Übermäßiger Konsum von pornografischen Darstellungen ist zu einem echten Problem geworden. Ausgelöst durch die nahezu freie Verfügbarkeit pornografischer Inhalte im Internet hat der Konsum in den letzten zwanzig Jahren sehr stark zugenommen. Die Folgen: zum einen sexuelle Überdrüssigkeit und Abstumpfung, zum anderen unangemessene Ansprüche an die Partner, da die Stimulation durch

»normale« Praktiken nicht mehr ausreicht. Die Folge: Die Reize müssen immer stärker werden, um eine sexuelle Erregung zu gewährleisten (siehe S. 102: Guter Sex).

Dynamische Erektion

Das äußere Zeichen sexueller Erregung beim Mann beruht auf einem dynamischen Gleichgewicht zwischen aktivierenden und hemmenden Einflüssen. Eine komplizierte Reihe von Vorgängen, die vom Zentralnervensystem aus gesteuert werden, regelt diesen Prozess. Die sexuelle Erregung kann durch physische Stimulation oder durch eine erotische Vorstellung ausgelöst werden. Dabei werden so genannte pro-erektile neuronale Botenstoffe freigesetzt. Zu ihnen gehören Stickstoffmonoxid (NO) und Acetylcholin. Diese Neurotransmitter bewirken, dass die Muskulatur der Penisarterien erschlafft. Dadurch weiten sich die Arterien, so dass sich das schwammartige Gewebe der Schwellkörper mit Blut füllt und erheblich ausdehnt. Dieser Vorgang bewirkt wiederum, dass die Venen, über die das Blut normalerweise abfließen würde, zusammengedrückt und fast verschlossen werden. Das Blut staut sich weiter an, die Erektion bildet sich voll aus.

Interessant: Ohne den Einfluss des Zentralnervensystems würden Männer ständig mit einer Latte herumlaufen. Dafür, dass der Penis bei fehlender Erregung schlaff bleibt, sorgen nämlich bestimmte Teile des sympathischen Nervensystems. Sie schränken die Blutzufuhr in die Schwellkörper im Normalfall aktiv ein.

Körperliche Therapie

Das blaue Wunder – über Viagra und Co.

Bezeichnend: Während die Pille für den Mann schon in der Entwicklungsphase versandete, trat die Potenzwunderpille Viagra binnen Kurzem einen weltumspannenden Siegeszug an. Zugegeben, Viagra hat die Behandlung von Erektionsstörungen schlagartig verändert. Millionen von Betroffenen konnten dank des blauen Wunders auf einmal wieder ihren Mann stehen. Dank sogenannter Phosphodiesterase-Hemmer, kurz PDE-5-Hemmer, kann in den biochemischen Prozess eingegriffen werden, an dessen Ende sich die Muskelzellen im Penis entspannen. So kann Blut in die Schwellkörper fließen, bis das Glied steif ist. Inzwischen arbeiten drei Wirkstoffe nach diesem Prinzip: Sildenafil, Vardenafil und Tadalafil. Die Tabletten werden, ganz unauffällig, eine halbe Stunde vor dem Geschlechtsverkehr »eingeworfen«, und schon ist der Verwender gerüstet. Vier bis sechs Stunden hält die Wirkung an, was in den meisten Fällen ausreichen sollte, um für eine entsprechende Weichenstellung zu sorgen. Das Mittel Tadalafil wirkt sogar bis zu 36 Stunden und hält damit fast ein ganzes Wochenende. Übrigens: Nein, diese Medikamente bewirken keine unerwünschte Dauererektion, auch wenn es klischeehaft gern so dargestellt wird. Der Penis wird nur steif, wenn auch sexuelle Erregung im Spiel ist. Macht also nichts, wenn die blaue Pille mal »umsonst« zum Einsatz kommt.

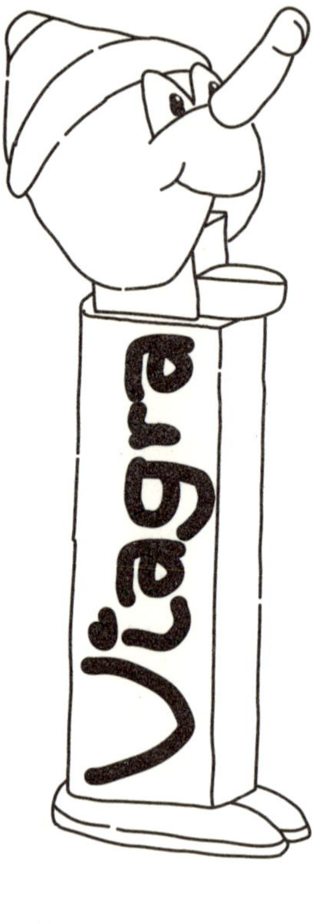

Für wen sind PDE-5-Hemmer geeignet?

Die gute Nachricht vorweg: PDE-5-Hemmer wirken auch bei seelisch bedingten Erektionsstörungen. Allerdings helfen die Medikamente im Schnitt nur bei etwa jedem zweiten Mann, der sie schluckt. Bei guter körperlicher Gesundheit sind die Chancen etwas besser, bei chronisch Kranken wie Diabetikern sind die Erfolge bescheidener. Die häufigsten Nebenwirkungen: Kopfschmerzen und Verdauungsprobleme. Nicht geeignet für Menschen mit schweren Herz-Kreislauf-Erkrankungen oder einer vorgeschädigten Leber.

Simple Physik tut's auch

Klingt ein bisschen komisch, funktioniert aber: Mit Hilfe sogenannter Vakuum-Erektionshilfen wird das gute Stück einfach aufgepumpt. Natürlich wird dabei keine Luft in das Glied gepumpt. Die Wirkung basiert vielmehr auf dem erzeugten Unterdruck. Das Prinzip ist schon seit über hundert Jahren bekannt: Ein Hohlkörper wird über den Penis geschoben, dann wird die Luft herausgepumpt. Durch den Unterdruck strömt nun Blut in den Penis, er wird steif. Damit das so bleibt, kommt anschließend ein Gummiring zum Einsatz, der die Venen abklemmt. Klar, dass diese Prozedur nicht gerade antörnend wirkt – das Gerät muss vor jedem Koitus quasi erst mal in die Werkstatt. Das Ergebnis indes scheint zu überzeugen. Penispumpen erfreuen sich ungebremster Beliebtheit.

Hart, aber fair

Eine leicht anzuwendende Methode zur Ermittlung des Härtegrades einer Erektion ist der Erection Hardness Score (EHS). Mit Hilfe dieser vierstufigen Skala lässt sich eine Potenzschwäche leicht diagnostizieren und einem der vier Grade zuordnen.

So geht's:

Grad 1
Schwere Erektionsstörung
Penis vergrößert sich leicht, bleibt jedoch weich und schlaff.

Grad 2
Moderate Erektionsstörung
Penis vergrößert sich, wird jedoch nicht steif genug, um den Koitus durchzuführen.

Grad 3
Milde Erektionsstörung
Penis vergrößert sich, wird ausreichend steif für den Verkehr, jedoch nicht komplett hart.

Grad 4
Keine Erektionsstörung
Penis vergrößert sich, wird komplett steif und hart.

Gesunder Penis – gesunder Mann

Ein gesunder Penis, der zu einer stabilen und anhaltend starken Erektion fähig ist, zeugt von einer stabilen Gesundheit seines Besitzers, insbesondere von einem fitten Gefäßsystem und einem vitalen Stoffwechsel.

Harte Fakten: Die erektile Dysfunktion nimmt mit dem Alter zu

Urologen schätzen, dass hierzulande bis zu sechs Millionen Männer unter Erektionsstörungen leiden. Fatal: Nur etwa ein Zehntel der Betroffenen geht zum Arzt. Vermutlich, weil es sich bei dieser Volkskrankheit nach wie vor um ein Tabuthema handelt.

Alter des Mannes	Prozent der Betroffenen
30 bis 39 Jahre	2 Prozent
40 bis 49 Jahre	10 Prozent
50 bis 59 Jahre	16 Prozent
60 bis 69 Jahre	34 Prozent
70 bis 80 Jahre	53 Prozent
insgesamt	19 Prozent

Zeugungsunfähigkeit

Zeugungsunfähigkeit ist eine Folge mangelhafter Spermienqualität und Dichte. Eine schön feste, lang anhaltende Erektion zustande zu bringen oder mehrmals hintereinander zum Orgasmus kommen zu können, bedeutet daher nicht automatisch, fruchtbar zu sein. Betroffene Männer können »gut im Bett« sein, also oft und mit ausreichender Erektion Sex haben, sind jedoch nicht in der Lage, Kinder zu zeugen. Gründe für Unfruchtbarkeit, inklusive Behandlungsmöglichkeiten und Tipps zur Verbesserung der Fruchtbarkeit finden Sie im Kapitel »Ziemlich beste Freunde« ab Seite 57.

Probiotika verbessern Spermienqualität

Probiotika sind lebensfähige Mikroorganismen, die als Nahrungsergänzungspräparate oder in Form von Milchprodukten, zum Beispiel als Milchsäurebakterien im Joghurt, in unseren Verdauungstrakt gelangen und dort die Darmflora beeinflussen. Eine Studie hat kürzlich ergeben, dass Probiotika einen messbaren Effekt auf die Spermienqualität bei Männern haben, die unter einer eingeschränkten Zeugungsfähigkeit leiden. Wissenschaftler kennen dafür einen sperrigen Begriff: Oligo-Astheno-Teratozoo-Spermie (OAT-Syndrom bedeutet oligo = zu wenig, astheno = zu gering beweglich und terato = fehlgeformt). Die Experten testeten das probiotisch wirksame Präparat an 41 Probanden in einer Doppelblindstudie. 20 davon erhielten während einer Dauer von 6 Monaten ein Präparat, das vor allem Laktobazillen enthielt und 21 Patienten eine Kontrollsubstanz aus Stärke. Nach 6 Monaten zeigte sich eine signifikante Verbesserung in der Menge und der Qualität der Spermien bei den Patienten, welche Probiotika erhalten hatten. Die Wirkung: Das Volumen des Ejakulates stieg von im Mittel 2,4 auf 3,1 Milliliter, die Spermienkonzentration verdoppelte sich sogar. Gleichzeitig verbesserte sich die Beweglichkeit der Spermien von 7 auf 16 Prozent, und die Anzahl der fehlgebildeten Spermien nahm ab. In der Placebogruppe, die das Stärkepräparat erhalten hatte, konnten keine Veränderungen festgestellt werden. Fazit: Probiotika stellen eine sichere und effektive Möglichkeit dar, die Spermienqualität bei Männern mit Oligo-Astheno-Teratozoo-Spermie zu verbessern.

16. Wechseljahre beim Mann

Ausgleichende Gerechtigkeit

Weit weniger bekannt als das Klimakterium bei der Frau sind die Wechseljahre des Mannes. Doch auch bei ihm lässt die Hormonproduktion im Alter allmählich nach. Allerdings zeigen sich nicht bei allen Männern entsprechende Symptome. Nur etwa jeder Zweite leidet unter den Folgen der sogenannten Andropause. Die häufigsten Symptome sind:

- Nachlassen der Libido
- Erektionsstörungen
- Verminderte Muskelkraft (Rückgang des Muskelanteils im Verhältnis zum Fettgewebe)
- Abnahme der Knochendichte
- Allgemeiner Leistungsabfall
- Nachlassendes Gedächtnis
- Konzentrationsmangel
- Stressintoleranz
- Reizbarkeit
- Depressive Verstimmung.

Der Begriff »Andropause« leitet sich von den griechischen Wörtern »andro« = Mann und »pausis« = Ende ab. Er stellt die Analogie zum Begriff »Menopause« bei der Frau dar.

Abbau von Sexualhormonen

Die Wechseljahre beim Mann sind ein schleichender Prozess, der meist bereits im Zeitraum zwischen dem 40sten und 50sten Lebensjahr einsetzt. Über die Jahre hinweg nimmt die Produktion des Testosterons in den Hoden allmählich ab. Gleichzeitig steigt die Konzentration des sexualhormonbindenden Globulins (SHBG) an. Außerdem verringern sich die Spiegel von zwei weiteren wichtigen Sexualhormonen, dem Dehydroepiandrosteron und dem Dehydroepiandrosteronsulfat. Auch nimmt die Konzentration des Wachstumshormons Somatotropin ab.

Potenzkiller Bauchfett

Übergewicht, insbesondere das sogenannte viszerale Bauchfett, verstärkt die negativen hormonellen Prozesse während der Andropause. Dieses Fettgewebe ist nämlich hormonell hochaktiv. Das Problem: Es wandelt Testosteron mit Hilfe eines speziellen Enzyms, der Aromatase, in das weibliche Hormon Östrogen um. Die Folge: Übergewichtige Männer haben in der Regel einen niedrigeren Testosteronspiegel als ihre normalgewichtigen Altersgenossen – das Fett wird zum Potenzkiller! Erschwerend hinzu kommen körperliche Inaktivität und der übermäßige Konsum von Genussgiften wie Nikotin und Alkohol.

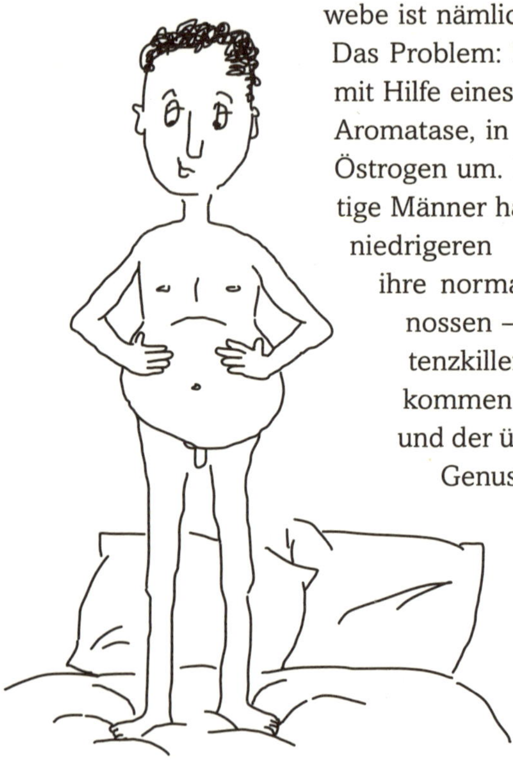

So kann Mann die Testosteronproduktion auf natürliche Art ankurbeln

Testosteron macht Männer lebenshungrig. Das Männerhormon steigert die Vitalität, Leistungsbereitschaft und die Lust auf Sex. Zum Glück lässt sich das altersbedingte Nachlassen der Manneskraft durch einen gesunden Lebensstil hinauszögern oder sogar ganz verhindern. Selbst wenn bereits Symptome einer abfallenden Testosteronproduktion aufgetreten sind, ist es noch nicht zu spät. Folgende Maßnahmen können zu einem Wiedererstarken der Männlichkeit führen:

- Sport treiben
- Gewicht reduzieren
- Gesund ernähren
- Stress meiden.

Wunderwaffe Vitamin D

Eine Studie mit übergewichtigen Männern zeigte, dass durch eine dauerhafte Supplementierung mit einem niedrig dosierten Vitamin-D-Präparat eine signifikante Erhöhung des Testosteronspiegels erreicht werden kann. Im Schnitt stieg der Hormonspiegel um 25 Prozent. Der Grund: Vitamin D ist an der Regulierung des Testosteronspiegels beteiligt, indem es die Aromatase hemmt, ein Enzym, das die Umwandlung von Testosteron in Östrogen in die Wege leitet und auf diese Weise den Testosteronspiegel senken kann. In einer weiteren Studie wurde eine Korrelation zwischen dem Vitamin-D-Spiegel und dem Testosteronspiegel männlicher Probanden im Alter zwischen 65 und 89 Jahren festgestellt. Senioren mit einem ausreichend hohen Vitamin-D-Spiegel hatten auch höhere Testosteronspiegel. Das Problem: Viele Nordeuropäer, auch wir Deutschen, sind nicht ausreichend mit Vitamin D versorgt. Vor allem in den Wintermonaten reicht die Intensität des Sonnenlichtes hierzulande nicht aus, um genügend Vitamin D zu produzieren. Hinzu kommt, dass gerade bei älteren Menschen die Fähigkeit der Haut abnimmt, mithilfe der UV-Strahlung Vitamin D zu bilden. Der Verlust kann bis zu 75 Prozent betragen. Abgesehen vom negativen Einfluss auf den Testosteronspiegel birgt ein Vitamin-D-Mangel weitere ernsthafte Gesundheitsrisiken. Zu nennen sind Osteoporose, Muskelschwäche, Abnahme der geistigen Leistungsfähigkeit und Depressionen. Auch Zink- oder Magnesiummangel kann sich negativ auf den Testosteronspiegel auswirken.

Pillen für mehr Testosteron?

Anhand eines Testosteron-Tests kann der Urologe feststellen, ob ein Hormonmangel vorliegt. Bei nachweislichem, deutlichem Hormonmangel und entsprechenden Symptomen wie zum Beispiel Stimmungsschwankungen, Müdigkeit, Antriebslosigkeit und ein verringertes sexuelles Verlangen, kann der Arzt eine Hormonersatztherapie verordnen. Auf gar keinen Fall sollten Männer sich eigenmächtig Hormonpräparate beschaffen und ohne ärztliche Aufsicht anwenden. Es drohen schwere Nebenwirkungen, insbesondere für Herz und Kreislauf.

Vorsicht, Medikamente

Eine vergleichsweise häufige Nebenwirkung von Arzneimitteln ist die Verringerung der Testosteronproduktion. Falls Sie dauerhaft Medikamente einnehmen, sollten Sie die Packungsbeilagen auf entsprechende Hinweise überprüfen oder sich von einem Arzt oder Apotheker beraten lassen.

Folgende Medikamentengruppen können sich negativ auf den Testosteronspiegel auswirken:

- Antibiotika
- Antidepressiva

- Blutdrucksenkende Präparate
- Entzündungshemmende Medikamente
- Herzmedikamente
- Mittel zur Senkung erhöhter Blutfettwerte (Statine)
- Schmerzmittel.

17. Problemfall Prostata

Die Prostata, auch Vorsteherdrüse genannt, umgibt einen Teil der Harnröhre und wird auf ihrer Rückseite durch den Mastdarm begrenzt, weshalb sie vom Enddarm aus gut zu ertasten ist. Die etwa kastaniengroße Drüse gehört ebenfalls zu den Fortpflanzungsorganen des Mannes und produziert einen wichtigen Zusatz zur Samenflüssigkeit, der die Beweglichkeit und die Befruchtungsfähigkeit der Spermien fördert. Ihre Steuerung erfolgt über das bereits ausgiebig behandelte Hormon Testosteron. Darüber hinaus wird in der Vorsteherdrüse das prostataspezifische Antigen, kurz PSA, gebildet. Es ist nicht nur in der Samenflüssigkeit, sondern auch im Blut nachweisbar und spielt eine nicht unumstrittene Rolle bei der Früherkennung von Prostatakrebs. Ein erhöhter PSA-Wert kann nämlich unter bestimmten Umständen einen Hinweis auf diese Krebsform darstellen. Die Diagnose über diesen Marker ist jedoch keineswegs zuverlässig.

Die Mischung macht's:
Turbo-Booster für die Spermien
Ohne das Super-Sekret, das die Prostata produziert, hätten die Spermien überhaupt keine Chance! Erst mit dem Zusatz aus der Vorsteherdrüse erhält die Samenflüssigkeit jene Eigenschaften, die eine Befruch-

tung möglich machen. Zunächst wird so das Scheidenmilieu basisch abgepuffert, damit die Spermien nicht den Säuretod sterben. Zum anderen enthält das Prostatasekret spezielle Zusätze, die sowohl verflüssigend als auch bewegungsfördernd auf die Spermien wirken. Damit wird sozusagen der Turbo für den Run auf die Eizelle gezündet. Die Beimischung macht rund 30 Prozent des Ejakulates aus und erfolgt erst im letzten Moment, während die Samen durch den Spritzkanal (Ductus ejaculatorius) – der heißt wirklich so – schießen! Übrigens sind es diese »Zusätze« aus der Prostata, die dem Sperma seinen typischen Geruch verleihen.

Zu viele Operationen

Prostatakrebs ist die in Deutschland am häufigsten diagnostizierte Krebserkrankung bei Männern, Tendenz steigend. Doch es ist nicht die Anzahl der Erkrankungen, die steigt. Heute werden bloß mehr Krebsfälle entdeckt, weil immer mehr Männer zur Vorsorgeuntersuchung gehen und den von Urologen empfohlenen, aber umstrittenen PSA-Test durchführen lassen. Dass auf diese Weise mehr Krebserkrankungen entdeckt werden, klingt zunächst gut. Allerdings folgt daraus ein gravierendes Problem: Es wird zu viel operiert. Zum Beispiel bei älteren Männern, deren Prostatakrebs nicht aggressiv ist. Die Folge: Schwere Nebenwirkungen wie Inkontinenz und Impotenz, die die Lebensqualität der Betroffenen stark einschränken. Ab einem Alter von 80 Jahren haben etwa 60 Prozent aller Männer Prostatakrebs, doch die wenigsten sterben daran. Statistisch betrachtet liegt das Sterberisiko im Laufe des Lebens bei etwa

3 Prozent. Mit anderen Worten: Die meisten Männer sterben nicht an ihrem Prostatakrebs, sondern nehmen ihn mit ins Grab. Prostatakrebs kommt zwar häufig vor, endet aber selten tödlich.

Faktenbox Prostatakrebs

Erkrankungsrisiko: Prostatakrebs ist die häufigste Krebserkrankung bei Männern und deren dritthäufigste Krebstodesursache.

Neuerkrankungen: Pro Jahr erkranken 60 000 Männer an einem Prostatakarzinom.

Todesfälle: Etwa 13 500 Männer sterben pro Jahr daran. Die Überlebenschance liegt bei 80 Prozent.

Schutzwirkung Vorsorge: Der Nutzen von Präventionsmaßnahmen wie dem PSA-Test konnte bisher nicht eindeutig belegt werden.

Welche Vorsorge ist sinnvoll?

Die von den gesetzlichen Krankenkassen für Männer ab 45 Jahren vorgesehene Prostatakrebs-Früherkennung erfolgt im Wesentlichen durch Abtasten der Prostata über den Enddarm. Wegen der begrenzten Aussagefähigkeit dieser Untersuchung empfehlen viele Urologen einen regelmäßigen PSA-Test als ergänzende Maßnahme. PSA steht für prostataspezifisches Antigen, ein Eiweißstoff, der in der Prostata gebildet wird. Doch diese zusätzliche Maßnahme gehört zu den individuellen Gesundheitsleistungen, auch IGeL-Leistungen genannt, die von den Kassen nicht übernommen werden. Und das aus gutem Grund. Neben Prostatakrebs gibt es nämlich viele andere Ursachen für einen erhöhten PSA-Wert. Zum Beispiel eine Harnwegsinfektion, eine Entzündung der Prostata, eine gutartige Vergrößerung der Prostata oder schlicht eine Druckeinwirkung auf die Prostata, wie sie zum Beispiel durch Radfahren, beim Sex oder bei der Tastuntersuchung im Rahmen der Prostatakrebs-Früherkennung vorkommt. Der PSA-Wert ist also ein ziemlich ungenaues Instrument zur Früherkennung von Prostatakrebs.

Nicht unbedingt sinnvoll: Der PSA-Test

Mehrere Studien belegen, dass der Nutzen regelmäßiger PSA-Checks als fragwürdig einzustufen ist. Eine Metastudie der Cochrane-Collaboration mit 340 000 Teilnehmern kommt zu folgenden Ergebnissen: Von jeweils hundert Männern, die keinen PSA-Test machen ließen, starben innerhalb von zehn Jahren zwanzig Personen. Einer davon an Prostatakrebs. Von hundert Männern, die den Test genutzt hatten, starben ebenfalls zwanzig innerhalb von zehn Jahren und einer von ihnen an Prostatakrebs. Doch bei sechzehn dieser hundert Personen wurde die falsche Diagnose Prostatakrebs gestellt – mit allen Folgen, die das mit sich bringt.

Altersbedingte Prostatavergrößerung

Ein älterer Herr stöhnt am Morgen: »Ich war letzte Nacht fünfmal auf der Toilette, um einmal pinkeln zu gehen.« Hier wird auf humorvolle Weise beschrieben, welche Folgen eine gutartige Vergrößerung der Prostata, also die benigne Hyperplasie, haben kann. Nach heutigem Wissensstand stellt sie kein erhöhtes Risiko für Prostatakrebs dar, auch wenn sie bei jedem zweiten Mann im Alter ab 50 Jahren auftritt. In vielen Fällen bleibt diese »Volkskrankheit« symptomfrei. Nicht selten kommt es aufgrund einer vergrößerten Vorsteherdrüse jedoch zu Problemen beim Wasserlassen (zum Beispiel häufiger, auch nächtlicher Harndrang oder ein abgeschwächter Harnstrahl). Diese Symptome sind jedoch in der Regel gut behandelbar und sollten daher frühzeitig in Angriff genommen werden.

Sex schützt vor Prostatakrebs

Regelmäßiger Geschlechtsverkehr hat eine präventive Wirkung, das belegen Daten von etwa 32 000 Männern, die im Rahmen der Health-Professionals-Follow-up-Studie über einen Zeitraum von insgesamt 18 Jahren beobachtet wurden. Ergebnis: Männer mit mehr als 20 Samenergüssen pro Monat hatten ein um 20 Prozent geringeres Prostatakrebs-Risiko im Vergleich zu den Geschlechtsgenossen, die nur vier bis sieben Mal pro Monat kamen. Mögliche Erklärung: Beim Sex wird der Stoffwechsel der Prostata angeregt. Auf welche Weise Männer zum Orgasmus kommen, ist dabei unerheblich. Es kommt lediglich auf die Anzahl der Ejakulationen an.

Hodenkrebs

Hodenkrebs ist eine bösartige Tumorerkrankung. Sie beginnt an einem der beiden Hoden und greift im weiteren Verlauf auch auf Nebenhoden und Samenleiter über. Zum Glück ist diese Krebsform sehr selten und gut heilbar, vor allem, wenn sie frühzeitig erkannt wird. Laut Information des Robert-Koch-Instituts erkranken pro Jahr rund 4200 Männer an einem bösartigen Hodentumor. Zum Vergleich: Bei Dickdarmkrebs sind es pro Jahr rund 34000 Männer, bei Lungenkrebs etwa 35000. Trotz der geringen Fallzahlen ist jedoch Vorsicht geboten, das gilt vor allem für junge Männer. Denn Hodentumore betreffen vor allem Männer zwischen 20 und 40 Jahren. In dieser Altersstufe ist Hodenkrebs die häufigste Tumorneuerkrankung. Viel seltener erkranken jüngere oder ältere Männer. Warum das so ist, konnte bisher nicht erforscht werden.

Tastuntersuchung: Lang zu! Du hast es in der Hand

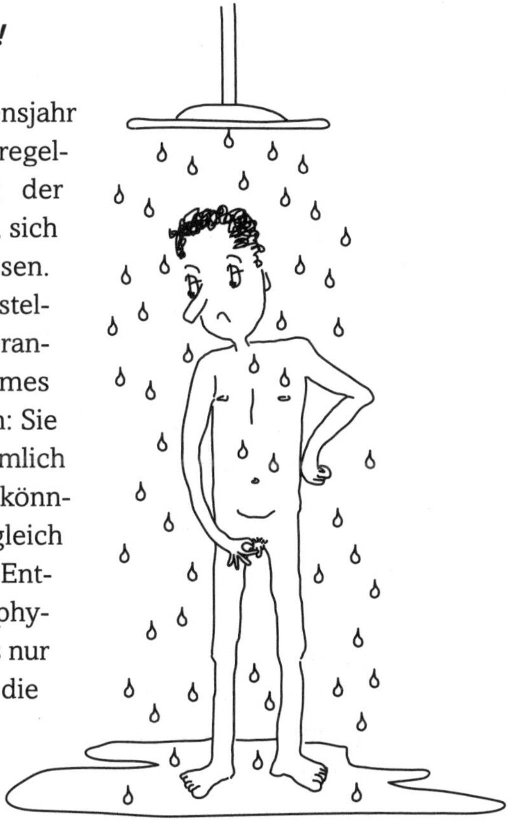

Männern ab dem 18. Lebensjahr empfehlen Urologen die regelmäßige Selbstuntersuchung der Hoden. Ein guter Grund also, sich mal wieder an die Eier zu fassen. Sollte auch kein Problem darstellen, in dem Alter pflegen Heranwachsende ohnehin ein intimes Verhältnis zu ihren Genitalien: Sie masturbieren im Schnitt nämlich 10 Mal pro Monat. Einmal könnten sie bei der Gelegenheit gleich die Hoden mit abtasten. Entscheidender Vorteil der Prophylaxe: Auch wenn Hodenkrebs nur selten zum Tod führt – wird die Krankheit zu spät entdeckt, müssen beide Hoden entfernt werden, und die

Manneskraft ist futsch. Sex ist dann nur noch durch regelmäßige Hormongaben möglich. Durch die regelmäßige Tastuntersuchung wird der Krebs im Frühstadium erkannt und eine Totaloperation höchst unwahrscheinlich.

So wird's gemacht:

Am besten geht das im Stehen. Eine heiße Dusche vorweg macht die Haut des Hodensacks weiter und weicher, Veränderungen zu ertasten ist dann leichter. Nun heben Sie mit einer Hand den Penis leicht an und greifen mit der anderen nach Ihren Hoden. Jetzt ist etwas Ballgefühl gefragt. Jeden Hoden einzeln abtasten, indem Sie ihn sanft zwischen Daumen und den anderen Fingern rollen. Dabei werden Sie auch die Nebenhoden ertasten, sie sind etwas weicher als der Hoden selbst. Die Beschaffenheit des Hodengewebes sollte sich etwa gleich anfühlen. Meist ist ein Testikel etwas größer als das andere, das ist ganz normal. Schmerzlose Vergrößerungen oder tastbare Knoten oder Verhärtungen können ein Anzeichen für Hodenkrebs sein. In solchen Fällen sollten Sie umgehend einen Termin beim Urologen machen. Zu Beginn ist diese Tastuntersuchung ungewohnt. Machen Sie sich nicht gleich verrückt, wenn Sie etwas Sonderbares ertasten – schließlich sind Sie kein Urologe. Mit etwas Übung ist das Prozedere jedoch nach wenigen Minuten erledigt.

18. Krank durch Sex

Über sexuell übertragbare Infektionen

Sex ist eine intime Angelegenheit. So intim, dass es dabei zum Austausch von Körperflüssigkeiten kommt. Für Erreger wie Bakterien, Pilze und Viren ist das natürlich eine hervorragende Möglichkeit, sich zu verbreiten. Das tun sie auch und zwar bei jeder Gelegenheit, die sich diesen Keimen bietet. Was uns zur guten Nachricht führt: Paare, die monogam leben, sind weitgehend geschützt. Durch den regelmäßigen Körperkontakt haben sich beide Immunsysteme gut aufeinander eingestellt. Die Ansteckungsgefahr durch sexuell übertragbare Keime ist gering. Eine Infektion kann eigentlich nur erfolgen, wenn einer der beiden sich zum Beispiel in einer öffentlichen Toilette etwas wegholt – oder eben doch fremdgeht.

Der Begriff Geschlechtskrankheiten ist überholt. Heute spricht man von sexuell übertragbaren Infektionen (STI: Sexual Transmitted Infections), ein Sammelbegriff für sämtliche Infektionen, die man sich beim Sex einhandeln kann. Das Grundproblem: Weil diese Infektionen oftmals mit unspezifischen Symptomen einhergehen, bleiben sie in vielen Fällen zunächst unentdeckt und werden in dieser Phase unwissentlich weitergegeben. Hinzu kommt die Scham. Niemand spricht gern über einen juckenden Ausfluss im Intimbereich. Der Besuch beim Arzt wird vor sich hergeschoben, und die Behandlung setzt verspätet ein. Daher lautet die Regel Nummer 1: Wenn da unten irgendetwas Verdächtiges läuft, gehen Sie sofort zum Arzt. Sie glauben nicht, was Mediziner in ihrem Berufsleben alles gesehen haben. Also springen Sie über Ihren Schatten und vertrauen Sie auf die gesetzlich verankerte ärztliche Schweigepflicht! Zum Glück sind sexuell übertragbare Infektionen heute in den meisten Fällen sehr gut behandelbar, bleibende Schäden höchst selten.

Wer ist gefährdet?

Wer häufig wechselnde Geschlechtspartner hat, trägt ein höheres Risiko. Sexuell übertragbare Krankheiten sind ein weltweites Problem, einige Erreger sind in bestimmten Regionen jedoch weiter verbreitet als in anderen. Die Autoimmunerkrankung HIV/AIDS zum Beispiel kommt im südlichen Afrika viel häufiger vor als in allen anderen Teilen der Welt. Etwa 70 Prozent aller HIV-positiven Menschen leben in dieser Region. Laut einer Studie der Weltgesundheitsorganisation WHO stecken sich täglich etwa 1 Million Menschen neu mit einer sexuell übertragbaren Erkrankung an. Allein mit Genitalherpes sind weltweit 500 Millionen Menschen infiziert. Die häufigsten Übertragungswege von Geschlechtskrankheiten sind:

- Küssen
- Oralsex
- Vaginalsex
- Analsex
- Petting
- Sextoys wie Dildos.

Die Erreger können auf unterschiedlichen Wegen in den Organismus gelangen. Infrage kommen Körperflüssigkeiten, krankhafte Hautveränderungen und Schleimhäute, deren feuchtwarmes Klima den idealen Nährboden für Erreger darstellt. Als »Eingangspforten« dienen Mund, Auge, Eichel, After, Harnröhre und Schamlippen. Auch über kleine Hautverletzungen ist eine Infektion möglich. Zu AIDS-Infektionen kommt es zudem leider immer wieder durch infizierte Bluttransfusionen.

Erste Symptome

Die häufigsten Symptome nach einer Infektion mit einer sexuell übertragbaren Krankheit sind ein Jucken oder Brennen in der Harnröhre und ein milchiger Ausfluss. Auch Bläschen, Rötungen und geschwürige Hautveränderungen gelten als sichere Anzeichen. Aber Achtung: Falls die Symptome nach ein paar Tagen von selbst abklingen, ist das leider kein Zeichen für Entwarnung. Wahrscheinlicher ist, dass die Infektion sich neue Betätigungsfelder sucht. Mögliche Folgen: Die Entzündung greift auf Harnröhre, Nieren, Blase oder Nebenhoden über, was schlimmstenfalls zur Unfruchtbarkeit führt.

Was passiert beim Arzt?

Beim Urologen wird ein Harnröhrenabstrich gemacht, der Urin und das Ejakulat untersucht. Ist der Erreger ausgemacht, werden in den meisten Fällen Antibiotika verschrieben. Nach sieben bis zehn Tagen ist die Erkrankung in der Regel ausgestanden. Wichtig: Sofort nach der gesicherten Diagnose ist die Partnerin zu informieren, da sie ebenfalls untersucht und gegebenenfalls behandelt werden muss. Sonst droht der Ping-Pong-Effekt, das heißt: Kaum genesen, stecken sich die Partner wieder gegenseitig an. Sex ist während der Behandlung natürlich tabu.

Vorsicht bei One-Night-Stands und neuen Partnern

Eine aktuelle Studie zum Gesundheitswissen 18- bis 24-jähriger Deutscher zeigt, dass insbesondere beim Thema Geschlechtskrankheiten Aufklärungsbedarf herrscht.

Die Folge: Ungeschützter Sex ist bei jungen Menschen keine Seltenheit. Nur 49 Prozent der Männer und 59 Prozent der Frauen gaben an, grundsätzlich ein Kondom zu benutzen, wenn sie mit einem neuen Partner Geschlechtsverkehr haben. Die anderen vertrauen leichtsinnigerweise darauf, dass der Partner gesund ist.

Die häufigsten sexuell übertragbaren Krankheiten

Laut der Weltgesundheitsorganisation gibt es rund 30 verschiedene Bakterien, Viren und Parasiten, die Infektionen auslösen können. Im Folgenden werden die häufigsten in Europa auftretenden sexuell übertragbaren Krankheiten beschrieben.

Pilze

Von Pilzerkrankungen sind vor allem Frauen betroffen. Doch auch Männer können von einer Pilzinfektion im Genitalbereich befallen werden. Symptome sind Juckreiz, trockener, roter Ausschlag im Bereich zwischen Hodensack und Oberschenkel.

Auslöser ist der Hefepilz Candida albicans, der bei ungeschütztem Geschlechtsverkehr übertragen wird. Die Behandlung erfolgt mit Cremes gegen Hautpilze. Hilfreich und präventiv wirken luftige Beinkleider und Boxershorts, damit sich kein Schweiß in betroffenen Bereichen bilden kann. Nach dem Duschen die Haut mit dem Fön trocknen.

Tipp: Die Zehenzwischenräume profitieren ebenfalls vom Trockenfönen.

Syphilis

Männer zwischen 30 und 40 Jahren sind am häufigsten von der sogenannten Franzosenkrankheit betroffen. Der Grund: In etwa 85 Prozent wird der Erreger von Mann zu Mann, also durch homosexuelle Kontakte, übertragen. In den letzten fünf Jahren hat sich die Zahl der Infizierten in der Schwulenszene verdoppelt. Vor allem Großstädte mit ihren zahlreichen Clubs, Saunen und Szenetreffs liegen in der Statistik vorn, allen voran Berlin. Insgesamt wurden bundesweit 2017 etwa 7000 Fälle gemeldet. Das Bakterium mit dem Namen »Treponema pallidum« dringt vor allem über die Schleimhäute ein, also über die Harnröhre, den Mund und den After. Symptome des ersten Stadiums sind verhärtete, jedoch schmerzfreie Geschwüre in Verbindung mit geschwollenen Lymphknoten. Unbehandelt greift die Krankheit innerhalb von einigen Wochen bis Monaten auf den gesamten Körper über. In diesem zweiten Stadium können Gliederschmerzen, grippeartige Beschwerden und Ausschläge auftreten, die leicht als Allergien fehlgedeutet werden. Im dritten Stadium greifen die Erreger auf das Nervensystem über, was zu neurologischen Symptomen wie Kopfschmerzen und Lähmungserscheinungen bis hin zu Persönlichkeitsveränderungen führen kann.

Die Infektion erfolgt zunächst durch Kontakt mit den Geschwüren, die auch innerhalb von Vagina oder Rektum liegen können, im zweiten Stadium auch über Sperma, Scheidenflüssigkeit und Speichel. Kondome bieten einen wirksamen Schutz.

Die Diagnose erfolgt mittels einer Blutprobe. Ist der Nachweis erbracht, wird die Syphilis mithilfe einer intensiven Antibiotikatherapie behandelt. Syphilis ist in Deutschland meldepflichtig (anonym).

Trichomonaden

Die Trichomonaden-Infektion ist eine der häufigsten Geschlechtskrankheiten weltweit. Laut Schätzungen der Weltgesundheitsorganisation (WHO) stecken sich jährlich rund 170 Millionen Menschen mit Trichomonaden an. Männer sind allerdings wesentlich seltener betroffen als Frauen. Symptome sind meist ein milchiger Ausfluss aus der Harnröhre, Ziehen und Jucken am Penis, Nässen, Brennen, Entzündungen der Eichel und der Prostata. Eine Trichomonaden-Infektion wird durch den Parasiten Trichomonas vaginalis verursacht. Dieser siedelt sich gern im feuchtwarmen Klima der Vagina an und wird bei ungeschütztem Sex auf den Partner übertragen. Die Infektion wird in der Regel durch eine einwöchige Antibiotika-Behandlung geheilt.

Chlamydien und Mycoplasmen

Von einer Infektion mit Chlamydien sind häufiger Frauen betroffen. Doch auch Männer können sich diese von Bakterien ausgelöste Erkrankung einfangen. Zu den häufigsten Symptomen beim Mann gehören Juckreiz, Schmerzen und Brennen beim Wasserlassen sowie ein eitriger Ausfluss im Genitalbereich. Doch häufig bleibt eine Chlamydien-Infektion beim Mann zunächst unentdeckt und unbehandelt, da keine eindeutigen Symptome auftreten. Die Ansteckung erfolgt über Genitalsekrete. Die Behandlung wird mit Antibiotika durchgeführt, die Behandlungsdauer ist vom Präparat und der Schwere der Erkrankung abhängig.

Feigwarzen

Genitalwarzen treten als Folge einer Viruserkrankung im Genital- und Analbereich auf. Statistisch sind hauptsächlich Menschen im Alter zwischen 20 und 25 Jahren betroffen. Auslöser sind humane Papillomaviren (HPV), die bei Frauen das Risiko für Gebärmutterhalskrebs erhöhen. Feigwarzen äußern sich als kleine, weiche, rosa Warzenansammlungen, die an der Vorhaut, in der Harnröhre, am Penisschaft oder am After auftreten und keine Schmerzen verursachen. Papillomaviren werden durch ungeschützten Geschlechtsverkehr übertragen. Die Behandlung erfolgt mittels einer Creme, die auf die betroffenen Bereiche aufgetragen wird.

Gonorrhoe (Tripper)

Beim Tripper handelt sich um eine extrem ansteckende bakterielle Infektion. Laut Schätzungen infizieren sich jedes Jahr etwa 60 Millionen Menschen weltweit mit dem Erreger – Männer und Frauen gleichermaßen. Wenige Tage nach der Infektion mit Gonokokken kommt es zu einem gelbweißen Ausfluss am Penis und Brennen beim Wasserlassen. Wird die Gonorrhoe in diesem Stadium nicht behandelt, verschwinden die Symptome nach ein paar Wochen. Dies stellt jedoch keine Spontanheilung dar, vielmehr steigt die Infektion auf und befällt beim Mann Prostata und Nebenhoden. Tripper wird überwiegend durch Intimverkehr übertragen. Kondome bieten einen zuverlässigen Schutz. Bei Verdacht auf Tripper wird ein Abstrich gemacht; bei positivem Befund werden Antibiotika verabreicht.

Hepatitis B

Bei Hepatitiserkrankungen handelt es sich um eine virusbedingte Entzündung der Leber. Hepatitis B wird vorrangig durch ungeschützten Geschlechtsverkehr übertragen und zählt daher zu den sexuell übertragbaren Krankheiten. Etwa fünf bis acht Prozent der Deutschen waren bereits einmal an einer durch den Hepatatis-B-Virus ausgelösten Leberentzündung erkrankt. Bei jedem zehnten Betroffenen entwickelt sich die Infektion zu einer chronischen Krankheit. Zu den Symptomen zählen grippeähnliche Beschwerden, Kopf- und Gliederschmerzen, Fieber, Abgeschlagenheit, Durchfall, Appetitlosigkeit und Gelbsucht. Eine Ansteckung mit Hepatitis-Viren ist über alle Körperflüssigkeiten möglich, die beim Sex ausgetauscht werden. Die gute Nachricht: In den meisten Fällen heilt die Erkrankung von selbst aus. Chronische Infektionen werden medikamentös behandelt. Präventiver Schutz gegen die Hepatitis-Infektion ist über eine Impfung möglich.

AIDS oder HIV (Acquired Immune Deficiency Syndrome oder Human Immunodeficiency Virus)
Die Immunschwächekrankheit Aids gehört zu den gefährlichsten sexuell übertragbaren Infektionskrankheiten. Drei bis acht Wochen nach der Ansteckung können Fieber, Durchfall, Hautausschläge, grippale Beschwerden und auch Lymphknotenschwellungen auftreten. Die eigentliche Krankheit bricht erst nach Jahren aus. Dann ist das Immunsystem durch das HI-Virus so weit geschwächt, dass Infektionen aller Art sowie bestimmte Krebsarten wie das Kaposi-Sarkom leichtes Spiel haben. Erstes Anzeichen ist oft eine Pilzerkrankung des Mundes (Soor). Die Infektion kann bereits durch einmaligen Kontakt mit einer HIV-positiven Person erfolgen. Scheiden- und Samenflüssigkeit sowie Blut enthalten die Viren. Kondome bieten einen zuverlässigen Schutz vor HIV. Besonders riskant ist ungeschützter Analsex, weil dabei häufig kleine Verletzungen entstehen, über die das Virus in den Organismus gelangt. Dies erklärt

die hohe Infektionsrate unter homosexuellen Männern zu Beginn der 80er Jahre. Obwohl sich bereits ab der zweiten Woche nach der Ansteckung Antikörper im Blut nachweisen lassen, ist ein sicherer Beleg erst nach etwa drei Monaten möglich. Kommt es zu einem positiven Ergebnis, wird der HIV-Test grundsätzlich wiederholt, um Falschdiagnosen auszuschließen. Bei nachweislich HIV-positiven Patienten ist heute eine wirksame medikamentöse Therapie möglich. Wird die Behandlung rechtzeitig begonnen, gehen Mediziner von einer nahezu normalen Lebenserwartung aus.

Herpes

Herpes ist die weltweit am häufigsten übertragene Infektionskrankheit. Herpes genitalis befällt den Intimbereich und löst die gleichen Symptome wie der Herpes Simplex (Lippenherpes) aus. Dabei handelt es sich um kleine juckende, zum Teil auch schmerzhafte Bläschen an den betroffenen Stellen. Hinzu kommen häufig geschwollene Lymphknoten und ein leichtes, allgemeines Krankheitsgefühl. Schätzungen der WHO zufolge sind bis zu 90 Prozent der Bevölkerung mit Herpesviren infiziert. Doch nicht alle Menschen zeigen Symptome. Bei manchen bricht die Krankheit gar nicht, bei anderen in regelmäßigen Abständen immer wieder aus. Die Infektion erfolgt über Hautkontakt zu den akut befallenen Stellen. Kondome bieten keinen zuverlässigen Schutz. Auch eine Infektion über schlecht gespülte Gläser oder Bestecke kann nicht ausgeschlossen werden. Die Behandlung erfolgt in den meisten Fällen über eine desinfizierende, antiviral wirkende Salbe. Leider lassen sich die Herpesviren nicht vollständig tilgen. Sobald das Immunsystem geschwächt ist, kann es zu einem erneuten Ausbruch kommen. **Bemerkenswert:** Bei manchen Menschen reicht der bloße Anblick von etwas besonders Ekligem, um eine Herpesattacke auszulösen. Studien der Universität Trier belegen, dass Menschen, denen eklige Bilder gezeigt wurden, innerhalb der nächsten zwei Tage entsprechende Lippenbläschen bekamen. Die Wissenschaftler gehen davon aus, dass der durch die Fotos ausgelöste Stress für das Phänomen verantwortlich ist.

Lippenherpes versus Genitalherpes

Herpesviren werden in zwei Subtypen unterschieden. Typ 1 ist dafür verantwortlich, wenn sich Herpes an Lippen oder Nase zeigt. Typ 2 hingegen befällt den Genitalbereich und führt dort zu sehr schmerzhaften Ausschlägen. Dementsprechend wird Herpes Typ 1 vor allem durch oralen Kontakt weitergegeben, während Herpes Typ 2 durch sexuellen Kontakt übertragen wird. Laut WHO gilt diese Unterscheidung jedoch nur noch bedingt. Denn mehr und mehr Fälle von Genitalherpes gehen auf Typ-1-Viren, also den Erreger von Lippenherpes, zurück. Mediziner gehen davon aus, dass etwa 20 Prozent der Fälle von Genitalherpes durch Typ-1-Erreger ausgelöst werden, also zum Beispiel durch die Übertragung von Lippenherpes beim Oralverkehr oder durch die eigenen Hände eines Erkrankten. Empfehlung: Wer an einem Lippenherpes erkrankt ist, sollte sich vor dem Toilettengang gründlich die Hände waschen und bis zum Abheilen der Hautpartien auf Sex verzichten.

Krebs durch Oralverkehr?

Frauen lieben es! Männer tun es, um »ihr« zu gefallen. Die Rede ist von Cunnilingus (Lateinisch cunnus »weibliche Scham« und lingua »Zunge«). Das Problem: Männer und Frauen, die regelmäßig ungeschützten Oralverkehr haben, können Mundhöhlen-, Rachen- oder Kehlkopfkrebs bekommen. Mehrere Studien deuten auf HPV-Infektionen als Verursacher von Mundkrebs hin. Die Forschungen belegen, dass Männer und Frauen, die regelmäßig Oralverkehr praktizieren, auch häufiger an Krebsformen der Mundschleimhaut erkranken. Populärstes Beispiel: Nach einer überstandenen Krebserkrankung an der Zungenwurzel hatte der Schauspieler und Ehemann von Catherine Zeta-Jones, Michael Douglas, in einem Interview bemerkt, dass er es für möglich hält, dass die Erkrankung in Zusammenhang mit beim Cunnilingus übertragenen Papillomaviren stehen könnte. Frauen sollten die Hygiene im Intimbereich also ebenfalls ernst nehmen. Und: Mit einem Lecktuch aus Latex oder einem aufgeschnittenen Kondom auf der Vagina schützt man sich nicht nur vor Geschlechtskrankheiten, sondern auch vor Krebs.

19. Riskante Sex-Spiele

Verletzungen durch Masturbation

44 Prozent der deutschen Männer (und 15 Prozent der Frauen) machen es sich mindestens einmal pro Woche selber. Die gute alte Handarbeit kommt dabei am häufigsten zum Einsatz. Vorhaut und Eichel werden rhythmisch massiert, bis es zum Orgasmus kommt. Wem das auf Dauer zu langweilig wird, sollte jedoch Vorsicht walten lassen. Die Suche nach exotischen Selbstbefriedigungstechniken kann nämlich nach hinten losgehen. Offenbar besteht bei solchen »Experimenten« die Neigung, das gute Stück in Objekte hineinzustecken, die für einen derartigen Gebrauch denkbar ungeeignet sind (siehe unten). Grundsätzliche Gefahr: Das anschwellende Glied lässt sich anschließend nicht mehr herausziehen. Häufige Fallen: die Öffnungen von Flaschen, Vasen und anderen Gefäßen. Mag sich im ersten Moment gut anfühlen, ändert sich jedoch schnell, wenn »er« darin feststeckt. Bei geschlossenen Behältnissen kommt das Vakuum hinzu. Im Ernstfall gilt: Ruhe bewahren, die eigene Scham überwinden und einen Arzt oder die Notaufnahme eines Krankenhauses aufsuchen. Keinesfalls sollten Sie in einem unbedachten Moment das Gefäß zerschlagen wollen! Die gleiche Warnung gilt übrigens für die Anwendung von Flaschen als Penisersatz: Stecken Sie solche Pseudo-Dildos niemals in irgendwelche Körperöffnungen. Makabres Productplacement: Besonders häufig tauchen Menschen mit festsitzenden Cola-Flaschen in Notfallambulanzen auf.

Häufige Verletzungen beim Sex

- **Riss des Vorhautbändchens**
  Das Frenulum, ein kleines Bändchen, das Vorhaut und Eichel miteinander verbindet, gehört zu den erogenen Zonen des Mannes. Häufig ist das Vorhautbändchen von Natur aus etwas zu kurz, so dass es bereits bei einer normalen Erektion ziemlich stark gespannt ist. Kommt es im Eifer der Kopulation zu kräftigen Bewegungen, kann es ein- oder sogar abreißen. **Die Folge:** höllischer Schmerz und starke Blutung. **Maßnahme:** sofort ins nächste Krankenhaus!
- **Penisbruch**
  Zu einer Schwellkörperfraktur kann es kommen, wenn der Penis beim Sex nicht richtig steif ist, zum Beispiel aufgrund von Erektionsproblemen, oder weil der männliche Orgasmus bereits vorüber ist und die Durchblutung allmählich nachlässt. Dann kann der Penis stark einknicken, so dass die Schwellkörperhülle einreißt. Am häufigsten passiert das während der sogenannten Reiterstellung (er unten, sie oben). Gefolgt von einem peitschenhiebähnlichen Geräusch bildet sich ein Bluterguss unter der Penishaut. Die Folge: Der Penis schwillt an und verfärbt sich dunkel rotbräunlich. **Maßnahme:** sofort ins nächste Krankenhaus! Eine Operation ist unumgänglich und muss innerhalb weniger Stunden erfolgen, sonst kann es zu dauerhaften Schäden kommen.

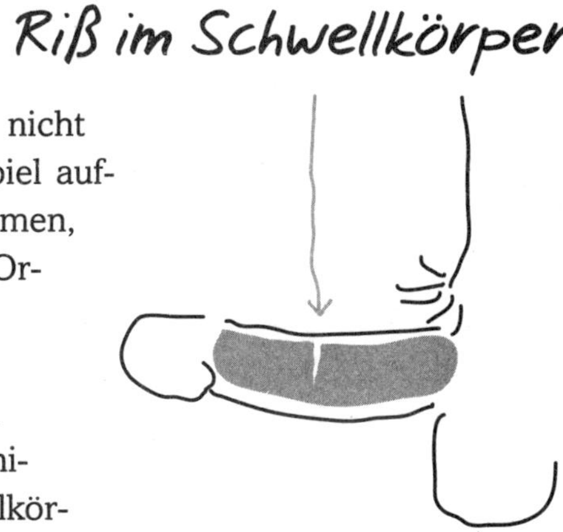

- **Hodentorsion**
  Zu einer Verdrehung der Hoden um den Samenstrang kann es nicht nur beim Geschlechtsverkehr kommen. Auch durch sportliche oder andere Aktivitäten kann eine Hodentorsion entstehen. Die Folge: Die Blutgefäße werden abgeklemmt, die Durchblutung kommt zum Stillstand. Hält dieser Zustand an, sterben Nerven und Gewebe ab, es droht die Zeugungsunfähigkeit. **Maßnahme:** sofort ins nächste Krankenhaus! Nur durch eine zügig durchgeführte Operation kann dauerhafter Schaden vermieden werden.
- **Hodenruptur**
  Wird der Hoden beim Sex stark eingeklemmt, zum Beispiel versehentlich zwischen den Beckenknochen von Mann und Frau oder infolge übertriebener sadomasochistischer Praktiken, kann er einreißen oder platzen. Eine solche Verletzung kann auch durch einen Sportunfall eintreten, zum Beispiel beim Fußball durch einen Tritt in die Genitalien. Die Folge: starke Schmerzen und Blutungen. **Maßnahme:** Notoperation im nächstgelegenen Krankenhaus!
- **Innere Blutungen durch Fremdkörper**
  Durch den Einsatz ungeeigneter »Sexspielzeuge«, die in Anus, Harnröhre oder Vagina eingeführt werden, kommt es immer wieder zu inneren Verletzungen und Blutungen. Das Problem: Flaschen und andere Gegenstände verkeilen sich oder saugen sich fest. Ist das Malheur passiert, bitte auf keinen Fall selbst aktiv werden. Ruhe bewahren und einen Arzt konsultieren.

Mann mit Hantelscheibe am Penis

Einer aktuellen Meldung der Feuerwehr Worms zufolge steckte ein Mann kürzlich in einer Hantelscheibe fest – mit seinem erigierten Penis! Zunächst suchte der »Sportler« das örtliche Klinikum auf. Dort staunte das Personal nicht schlecht, als ein Mann mit einem 2,5 Kilogramm schweren Hantelgewicht am Penis vor ihnen stand. Doch Ärzte und Pflegepersonal waren machtlos. Sie konnten die massive Stahlscheibe weder vom Penis lösen noch auftrennen. Die Feuerwehr musste her. In einer mehrstündigen »Operation« unter Einsatz von Trennschleifer, Vibrationssäge und einem speziellen hydraulischen Rettungsgerät konnte das Hantelgewicht schließlich entfernt werden. Kleines Wunder: Der Penis überlebte die Aktion nahezu unbeschadet.

Ungeeignete Sexspielzeuge

- Flaschen aller Art und Größe
- Staubsauger
- Elektrogeräte für Heimwerker
- Werkzeuge wie Zangen, Schraubenschlüssel, Schraubzwingen etc.
- Elektrische Zahnbürste
- Haartrockner.

Im Ernstfall die Scham überwinden

Experimentierfreude in Sachen Sex ist absolut menschlich. Dass dabei Missgeschicke passieren ebenfalls. Aber: Sollte wirklich was schiefgehen und es zu Verletzungen kommen, hört der Spaß auf. Dann ist schnelles Handeln angesagt. Anderenfalls wird es echt gefährlich. Es sind schon Menschen jämmerlich verblutet, weil es ihnen zu peinlich war, einen Arzt aufzusuchen. Auch wenn es Ihnen noch so unangenehm erscheint, geben Sie sich einen Ruck und gehen Sie zum Arzt. Und wenn Sie dort sind, tischen Sie dem Fachpersonal keine absurden Geschichten auf. Ärzte unterliegen ohnehin der Schweigepflicht und haben in ihrer Berufspraxis mehr gesehen und erlebt, als Sie sich vorstellen können.

Böse Absichten: Ups, Penis abgetrennt …

Beim Vergleich weiblicher und männlicher Geschlechtsorgane fällt ein Unterschied sofort ins Auge: Was sich bei der Frau gut geschützt im Inneren des Körpers befindet, wurde beim Mann komplett ausgelagert. Penis und Hoden hat die Natur außen am Körper hängend angebracht. Ein offenkundiger Vorteil, wenn es darum geht, im Stehen zu pinkeln. Ansonsten birgt die exponierte Lage männlicher Genitalien eine eklatante Schwäche: Angriffen gegenüber sind sie relativ schutzlos ausgeliefert. Hier einige Beispiele für Übergriffe aus jüngster Zeit. Sie zeigen, dass die bei Männern tief im Unterbewusstsein verankerte Kastrationsangst nicht ganz unbegründet erscheint.

Doppelt hält besser

China: Eine Ehefrau schneidet ihrem Mann im Schlaf den Penis ab. Der Grund: Der fünffache Familienvater geht seit Jahren fremd. Im Krankenhaus gelingt es den Medizinern, das Glied während einer mehrstündigen Operation wieder anzunähen. Doch die 32-Jährige gibt nicht auf. Von Rache getrieben fährt sie in die Klinik, schleicht sich an das Krankenbett und schlägt erneut zu. Um ganz sicherzugehen, wirft sie den abgetrennten Penis aus dem Fenster. Die stundenlange Suche des Klinikpersonals bleibt erfolglos.

Vor die Hunde gegangen

Dominikanische Republik: Nach einer durchzechten Nacht vermisst ein Mann aus Santo Domingo seinen Penis. Nachbarn können den Vorfall aufklären. Sie berichten, dass ein großer Hund ihm den Penis abkaute, während er betrunken am Straßenrand schlief.

Strafe muss sein

Neu-Delhi: Passanten eilen einem kleinen Mädchen zur Hilfe, das in einer Seitenstraße von einem 40-jährigen Mann sexuell belästigt wird. Der Mob verprügelt den potentiellen Vergewaltiger, zerrt ihn zu einer nahegelegenen Metzgerei und trennt sein Glied mit einem Fleischerbeil ab – ein Hoffnungsschimmer im Entwicklungsland der Frauenrechte.

Auf Nimmerwiedersehen

Deutschland: Bei einem Streit in einer Asylunterkunft in Niederbayern kommt ein 28-jähriger Kasache ums Leben. Sein Zimmergenosse rächt sich auf diese Weise für eine vorausgegangene Vergewaltigung. Anschließend schneidet er seinem Opfer den Penis ab und spült ihn im Klo herunter – sicher ist sicher!

Frauen und Technik

Argentinien: Mit einer Heckenschere schneidet eine 26-jährige Frau einem Mann Penis und Hoden ab. Das Opfer verliert große Mengen Blut und wird ins Krankenhaus eingeliefert – eine Notoperation rettet ihm das Leben. Während der Vernehmung gibt die Architektin an, der Mann sei ein Freund ihres Bruders und habe sie unter dem Vorwand, ihr ein »Instrument« zeigen zu wollen, in seine Wohnung gelockt. Dort habe er versucht, sie zu vergewaltigen.

Selbst ist der Mann

Wien: Ein 33-jähriger Pole wird blutverschmiert und in verwirrtem Zustand aufgegriffen und in ein Krankenhaus eingeliefert. Dort stell sich heraus: Penis und Hoden wurden abgetrennt. Das Opfer kann sich an nichts erinnern. Die Vermutung: Er hat selbst Hand angelegt. Es folgt eine Notoperation. Später werden Teile seines Gemächtes in einer öffentlichen Toilette gefunden. Doch für eine Rekonstruktion ist es da bereits zu spät.

Fatales Handicap

Südkorea: Einem 54-jährigen Mann wird das Hobby zum Verhängnis. Als er spät in der Nacht von einem Golfturnier zurückkehrt, geschieht das Unfassbare: Während er schläft, schneidet ihm seine Frau den Penis ab und entsorgt ihn in der Toilette (offenbar die bevorzugte Methode!). Ein Nachbar hört die Schmerzensschreie, eilt zur Hilfe und findet den entmannten Golfer zusammengekrümmt und wimmernd auf dem Boden liegen. Den Ermittlern gesteht die Täterin, ihr Ehemann hätte zu viel Zeit auf dem Golfplatz verbracht.

Was lernen wir aus diesen skandalträchtigen Fällen? Ja, ein Penis kann wieder angenäht werden – vorausgesetzt, er wird gefunden!

20. Operation Vorhaut

Beschneidung

Bei einer Beschneidung, medizinisch Zirkumzision, wird durch einen chirurgischen Eingriff die Vorhaut der Peniseichel entfernt. Ein umstrittener Eingriff, der aus unterschiedlichen Motiven heraus durchgeführt wird. Meist sind medizinische oder religiöse Beweggründe der Anlass für eine Beschneidung. Wir wollen uns mögliche Vor- und Nachteile genauer ansehen.

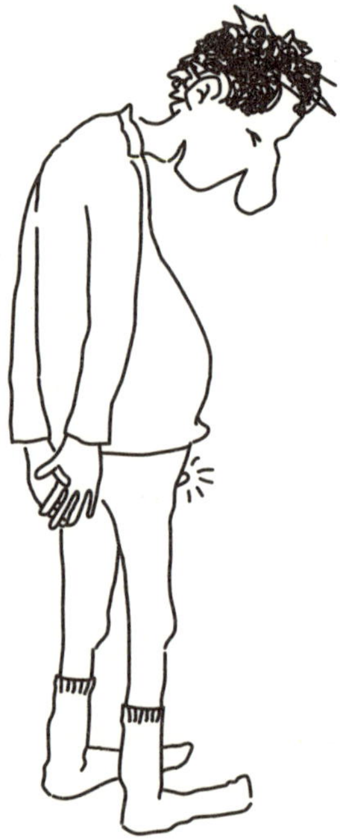

Amputation einer erogenen Zone

Die Vorhaut, das ist unbestritten, gehört zu den erogenen Zonen des Mannes. Der Grund: Das Gewebe ist reich an hochsensiblen Nervenfasern. Es birgt sogar deutlich mehr dieser spezialisierten Empfindungs- und Gefühlszellen als die darunter befindliche Eichel. Erst das Zusammenspiel von Vorhaut, Vorhautbändchen und Eichel macht beim Sex das volle Vergnügen möglich. Hinzu kommt, dass die Vorhaut einen mechanischen Schutz für die Eichel bildet. Fehlt der Schutz, kommt die Eichel ständig mit irgendwelchen Materialien in Berührung, zum Beispiel mit dem Stoff der Unterwäsche. Durch Bewegung entsteht Reibung. Mit der Zeit führt dies zu einer allmählichen Verhornung der bloßliegenden, sehr dünnen Haut. Die Folge ist ein weiterer Verlust der ohnehin nicht besonders stark ausgeprägten Empfindungsfähigkeit der Eichel. Kritiker behaupten daher, dass es durch die Amputation der Vorhaut unweigerlich zu negativen Auswirkungen im sexuellen Erleben kommt.

Blick in die Geschichte

Der beschriebene Verlust an Empfindungsfähigkeit war ein wichtiger Grund für die in den USA seit Ende des 19. Jahrhunderts weit verbreitete Praxis der Beschneidung. Sie fand nämlich nicht aus religiösen Gründen statt, sondern um der damals stark tabuisierten und für äußerst gesundheitsschädlich gehaltenen Masturbation bei jungen Männern entgegenzuwirken. Wer sich häufig selbst befriedigt, so glaubten die Mediziner damals, würde früher oder später an Lähmungen, Schlaflosigkeit, Epilepsie, Homosexualität, Albträumen und Wahnsinn leiden. Aufgrund dieses krassen Irrglaubens wollte man die Masturbation mit allen Mitteln unterbinden. Die absurde Theorie: Wenn man jungen Männern durch das Entfernen dieses empfindlichen Gewebes starke Schmerzen zufügte, könnte man sie davon abhalten, zu masturbieren. Besonders perfide: Ärzte warben ausdrücklich dafür, die Operation ohne Betäubung durchzuführen, damit sie als Strafe wahrgenommen würde – krass, oder?

Ist Beschneidung lustfeindlich?

Tatsächlich belegen jüngere Studien, dass die Beschneidung häufig mit Orgasmusschwierigkeiten bei Männern verbunden ist. Eine weitere Studie, in der Frauen befragt wurden, die über Erfahrungen mit Sexualpartnern beider Lager verfügten, ergab, dass die Teilnehmerinnen Sex mit einem unbeschnittenen Penis bevorzugten, auch weil sie den Eindruck hatten, dass unbeschnittene Männer den Geschlechtsverkehr mehr zu genießen schienen als ihre beschnittenen Sexualpartner. Kein Wunder: Beim Streicheln und Liebkosen bietet eine intakte Vorhaut deutlich mehr Möglichkeiten der Stimulation. Die meisten Frauen lieben es, mit der Vorhaut herumzuspielen und zu erleben, wie ihr Partner darauf abfährt.

Und die Vorteile?

Ohne Frage, eine Beschneidung kann auch Vorteile mit sich bringen. Neben der rein ästhetischen Komponente – ein beschnittener Penis sieht attraktiver aus, finden manche – sind die folgenden drei Faktoren zu nennen:

1. Aufgrund der geringeren Empfindlichkeit kann der Orgasmus besser kontrolliert und länger zurückgehalten werden. Frauen kommen so eher auf ihre Kosten.

2. Studien belegen, dass sich beschnittene Männer seltener mit dem Humanen Papillomavirus (HPV) infizieren, der bei Frauen zu Gebärmutterhalskrebs führen kann (siehe S. 215).
3. Laut WHO und dem Aids-Programm der Vereinten Nationen UNAIDS senkt eine Beschneidung das Infektionsrisiko um bis zu 60 Prozent. Die Gründe dafür liegen bislang noch im Dunkeln. Eine Theorie: Die Hautzellen an der Oberfläche der Eichel verdicken sich infolge der fehlenden Vorhaut und gewinnen so einen besseren Schutz gegen das Eindringen der Viren.

Ist Beschneidung Kindesmisshandlung?

Beschneidung aus religiösen Gründen ist in Deutschland seit 2012 gesetzlich geregelt und erlaubt. Zuvor hatte das Kölner Landgericht überraschenderweise die Beschneidung eines Jungen als strafbare Körperverletzung gewertet, da bis zu diesem Zeitpunkt keine eindeutige Rechtslage zu diesem Thema bestand. Bekanntlich gehört es sowohl im Islam als auch im Judentum zur religiösen Tradition, die Penisvorhaut der Jungen zu entfernen. Der Konflikt: Welches Grundrecht wiegt schwerer? Die Ausübung der Religionsfreiheit oder der Schutz des Kindes? Eine heiße Debatte entbrannte. Wenige Monate später verabschiedete die Bundesregierung ein Gesetz, das die Beschneidung von Jungen aus rituellen Gründen erlaubt, vorausgesetzt ein Mediziner oder ein religiöser Beschneider führt den Eingriff durch. Möglicherweise führten auch politische Erwägungen zu dieser Entscheidung. Sollten ausgerechnet die Deutschen den Juden das uralte Ritual der Beschneidung verbieten – wohl kaum!

Doch insbesondere Kinderärzte üben heftige Kritik an dieser Entscheidung, unter anderem weil es damit auch erlaubt sei, Säuglinge bis zum 6. Lebensmonat ohne Narkose und ohne Schmerzmittel von nicht ärztlichen Personen beschneiden zu lassen. Sie fordern eine Gesetzesnovelle, die zu einem uneingeschränkten Verbot der »Genitalverstümmelung« führen müsse. Manche gehen sogar so weit, die religiöse Beschneidung als Kindesmisshandlung zu bezeichnen, da sie gegen das Grundrecht auf körperliche Unversehrtheit verstößt.

Tod nach Beschneidung

Eine extreme Form der Beschneidung wird in Südafrika praktiziert. Häufig werden bei diesem traditionellen Beschneidungsritual junge Südafrikaner zu Krüppeln oder sterben. Ulwaluko nennt sich der Initiationsritus, der den Übergang vom Kind zum Mann markiert. Er ist so alt wie die Xhosa, ein Volk von ehemaligen Viehzüchtern mit Hauptsiedlungsgebiet in der Provinz Eastern Cape. Einen Monat verbringen die Jungen im Alter zwischen sechzehn und zwanzig Jahren in den Bergen. Dort müssen sie fasten und Prüfungen ablegen, die sie auf das Leben als Erwachsene vorbereiten. Nach einer Woche stößt der »Ingcibi«, der Beschneider, zu der Gruppe und trennt jedem Teilnehmer die Vorhaut ab. Selbst Nelson Mandela, der von den Xhosa abstammt, beschrieb das Initiationsritual als eine wertvolle Erfahrung. Das Problem: mangelnde Hygiene und fehlende Sachkenntnis. Was als Vorbereitung für das Leben gedacht ist, endet nicht selten mit dem Tod. Fast 900 Opfer sind in einem Zeitraum von zehn Jahren zu beklagen gewesen. Todesursachen: Infektionen, Wassermangel, Unterernährung und Schock. Nirgendwo sonst in Südafrika ist die Todesrate nach einer Beschneidung höher als in der Heimat des Xhosa-Volkes. Häufig kommt es zu schweren Entzündungen oder einer Sepsis. Letzte Rettung ist dann die chirurgische Entfernung des Penis. Die Folge: Penisamputationen sind in Südafrika häufiger als in anderen Teilen der Welt. Experten schätzen, dass es infolge mangelhaft durchgeführter Beschneidungen pro Jahr zu etwa 250 solcher Fälle kommt. Eine Barbarei, die zeigt, dass nicht nur Frauen Opfer ritueller Beschneidungen werden.

Neuer Penis mit kleinem Schönheitsfehler

Einem südafrikanischen Ärzteteam ist es kürzlich gelungen, einen kompletten Penis zu transplantieren. Der Empfänger hatte sein Glied vor 17 Jahren infolge schwerer Komplikationen nach einer traditionellen Beschneidung verloren. In einer fast zehnstündigen Operation gelang es nun, den heute 40-Jährigen mit einem neuen Geschlechtsteil zu versorgen. Einziger Schönheitsfehler: Das Glied hat die falsche Farbe. Es stammt nämlich von einem Weißen, während es sich bei seinem neuen Besitzer um einen schwarzen Südafrikaner handelt. Der Mann ist dennoch überglücklich, zumal mittels medizinischer Tätowierung die Farbe später angeglichen werden kann. Den Autor würde interessieren, was die Frau des Patienten dazu sagt. Kann sie mit der Vorstellung leben, dass der Penis ursprünglich zu einem anderen gehörte? Darüber gibt es leider keine Informationen. Im Medizinzentrum der Stellenbosch University ist der äußerst schwierige Eingriff bereits zum zweiten Mal gelungen. Die erste Transplantation führte zu nachweislichem und umfassendem Erfolg: Der Fall sorgte international für Aufsehen, nachdem bekannt wurde, dass der Mann mit seinem neuen Penis ein Kind gezeugt hatte.

Kriegsopfer schöpfen Hoffnung

Ein Fall, der auch rund 1300 US-amerikanischen Afghanistanveteranen Hoffnung macht: So groß ist die Zahl von Soldaten, die im Krieg am Hindukusch durch Sprengfallen und Landminen ihre Genitalien verloren. An der Johns-Hopkins-Universität Baltimore, USA, wollen hochspezialisierte Mediziner in den nächsten Jahren zunächst 60 betroffene Männer mit einem Spenderpenis versorgen. Das größte Problem dabei: Es ist sehr schwer, an die nötigen Organe zu kommen, schließlich möchte sich kein Mann gern ohne Penis bestatten lassen. Zudem ist der Penis in den meisten amerikanischen Spenderausweisen gar nicht verzeichnet. Das heißt, die Angehörigen müssen nach dem Tod eines Familienmitglieds entscheiden, ob sie der Entnahme zustimmen – schwierig. Die Mediziner versuchen das Problem nun zu lösen, indem sie versprechen, den Spender mit einer Rekonstruktion zu versehen, damit er als vollständiger Mann beerdigt werden kann. Unter den entmannten Veteranen besteht derweil ein enormer Leidensdruck, der sich unter anderem in einer überdurchschnittlich hohen Suizidrate niederschlägt. Die Männer wünschen sich nichts sehnlicher als ihren Penis zurück. Dabei ist nicht einmal sichergestellt, dass nach erfolgreicher Transplantation auch die Erektionsfähigkeit zurückkehrt. Für die Betroffenen wäre aber schon die Aussicht, dass sie wieder komplett dastehen, eine enorme Hilfe.

Krankhafte Vorhautverengung

Die Vorhaut soll sich leicht und schmerzfrei komplett über die Eichel zurückziehen lassen, das gilt vor allem für den erigierten Penis. Anderenfalls liegt eine Vorhautverengung oder Phimose vor. In diesem Fall ist der Geschlechtsverkehr meist mit Schmerzen verbunden oder überhaupt nicht möglich. Meist stellt sich jedoch schon im frühen Kindesalter heraus, dass eine Phimose vorliegt. Im Alter von sechs bis sieben Jahren haben etwa acht Prozent der Jungen eine zu enge Vorhaut. Bei den meisten wächst sich das Problem jedoch zum Glück zurecht. Bei Sechzehn- bis Siebzehnjährigen liegt die Häufigkeit einer Vorhautverengung nur noch bei einem Prozent. Im späteren Mannesalter kommen Vorhautverengungen sehr selten vor, zum Beispiel durch wiederholt auftretende Entzündungen der Vorhaut.

Behandlung

Bei einer Vorhautverengung ist eine operative Behandlung meist unvermeidlich. Unterschieden wird zwischen einer kompletten Vorhautentfernung und Verfahren, die die Vorhaut teilweise erhalten. Urologen sprechen dann von einer sparsamen oder plastischen Zirkumzision. Bei Kindern findet die Operation unter Vollnarkose statt, bei Erwachsenen ist eine lokale Anästhesie ausreichend. Die Operation gilt als sicher und arm an Nebenwirkungen. Sehr selten kommt es zu Wundinfektionen, Nachbluten oder Narbenbildung.

Phimose bei Kleinkindern

Liebe Eltern, versucht nicht, bei einem Säugling oder Kleinkind die Vorhaut gewaltsam zurückzuschieben. Es kann dabei zur Abschnürung der Eichel oder zu Rissen in der Vorhaut kommen. Sollten Sie Anzeichen für eine Vorhautverengung vermuten, bitte die Untersuchung durch einen Kinderarzt veranlassen.

Die Natur hat Recht

Letztlich muss jeder Mann selbst entscheiden, ob er mit oder ohne Vorhaut durchs Leben gehen möchte. Es sollte allerdings seine Entscheidung sein und nicht die seiner Eltern! Insbesondere die religiös begründete Beschneidung von Neugeborenen sollte kritisch hinterfragt werden. Außerdem ist nicht von der Hand zu weisen, dass es sich bei der Vorhaut um ein Stück Natur handelt. Mutter Natur oder die Evolution haben dieses kleine Stück Gewebe nicht ohne Grund hervorgebracht. Liegen keine triftigen Gründe vor, so sollte die Vorhaut erhalten bleiben.

Faktenbox Beschneidung

Kosten: etwa 300 Euro.

Verbreitung:

- Weltweit: etwa 30 Prozent.
- USA: etwa 50 Prozent. Dabei handelt es sich um eine Routinemaßnahme, ohne religiöse Motivation. Es geht ausschließlich um den hygienischen Effekt der Beschneidung. Die Tendenz ist allerdings rückläufig.
- Afrika: etwa 80 Prozent.
- Westeuropa, Asien und Lateinamerika: etwa 15 Prozent

Religiös motivierte Praxis bei:

- Juden: Beschneidung am 8. Tag nach der Geburt
- Moslems: Beschneidung meist zwischen dem 7. und 10. Lebensjahr

Thema Hygiene – Immer sauber bleiben!
Vorhaut verpflichtet! Und zwar zur Hygiene. Vermutlich ist das der Grund, warum es vor Jahrtausenden zum Ritual der Beschneidung kam: Weil die damals sehr begrenzten Möglichkeiten es schwer machten, den Penis sauber zu halten. Die Folge: Die Bildung von Smegma, griechisch für Schmiere, einem Vorhautsekret, das sich bei nicht ausreichender Hygiene zwischen Eichel und Vorhaut bildet. Diese weißliche, käsig riechende Substanz, salopp auch als »Nillenkäse« bezeichnet, besteht aus einer Mischung aus Talg, abgestorbenen Hautzellen und Bakterien, die zu einer Entzündung der Eichel führen kann. Die Smegmabildung infolge mangelhafter Körperpflege steht überdies im Verdacht, die Entstehung und Verbreitung der gefährlichen Papillomaviren zu begünstigen.

Papillomaviren
Humane Papillomaviren (HPV) gehören zur Gruppe der sogenannten DNA-Viren, die zu einer Infektion von Hautzellen führen können, was ein unkontrolliertes tumorartiges Wachstum nach sich zieht. Die Folge: Es kommt zur Warzenbildung an den betroffenen Haut- oder Schleimhautstellen. Im Genitalbereich werden diese Wucherungen folgerichtig Genitalwarzen genannt. Einige HPV-Viren können jedoch bösartige Veränderungen hervorrufen, insbesondere Gebärmutterhalskrebs bei Frauen und Peniskarzinome bei Männern. Verschiedene Studien weisen darauf hin, dass die Smegmabildung in Verbindung mit mangelhafter Körperhygiene zur Infektion mit HPV führen kann. So konnte festgestellt werden, dass die Entstehung von Peniskarzinomen bei beschnittenen Männern extrem selten ist. Durch das Fehlen der Vorhaut kann sich darunter nämlich kein Smegma bilden und zu Entzündungen führen.

Auch für Frauen beschnittener Männer konnte dieser Zusammenhang festgestellt werden. Partnerinnen von Männern, bei denen eine Beschneidung vorgenommen wurde, tragen ein geringeres Risiko, an Gebärmutterhalskrebs zu erkranken. Fazit: Die tägliche Schwanzwäsche ist oberste Mannespflicht und gleichzeitig Krankheitsvorsorge. Dabei vor allem die Vorhaut (soweit vorhanden) zurückschieben und die Haut darunter sorgfältig mit einer milden Seife reinigen – gut nachspülen, Vorhaut zurück, fertig. Achtung: Den Vorgang bitte unbedingt vor jedem Geschlechtsverkehr wiederholen.

Beschneidung als Gesundheitsprävention
Der Zusammenhang zwischen mangelnder Körperhygiene und schwerwiegenden Erkrankungen zeigt, dass manche religiöse Vorschriften durchaus Sinn machen. Allerdings haben sich die Hygienestandards in vielen Teilen der Welt deutlich verbessert, was gegen das Ritual der Beschneidung spricht. Zumal es sich um einen schwerwiegenden Eingriff handelt, der in den meisten Fällen ohne Einwilligung des Mannes bzw. Kindes erfolgt.

21. Korrekt pinkeln

Über ein tiefsitzendes Problem

Im Laufe der letzten Jahrzehnte hat sich eine weitverbreitete Sitz-Pinkel-Kultur etabliert. Kritiker machen den aufkeimenden Feminismus der 70er-Jahre für diese Entwicklung verantwortlich. Doch die Anfänge der modernen Sitzpinklerbewegung liegen weitgehend im Dunkeln. Bekannt ist, dass bereits 2004 ein sogenannter »WC-Geist« auf den deutschen Markt kam. Das Gerät erkannte mittels eines Druckschalters, wenn ein Mann die Brille hochklappte, und schlug Alarm. Der heimliche Stehpinkler war entlarvt. Kurz darauf sorgte eine norwegische Grundschullehrerin für Aufregung, weil sie Eltern dazu aufforderte, ihre Söhne zum Pinkeln im Sitzen anzuhalten – offenbar bestrebt, ihren Schützlingen etwas fürs Leben mitzugeben. Die künftigen Ehefrauen der Pimpfe werden es ihr danken. Ähnliche Initiativen folgten in Dänemark, Frankreich und den Niederlanden. Den Höhepunkt dieser Entwicklung markiert eine Eingabe der schwedischen Linkspartei in der Provinz Södermanland, mit dem Ziel, männliche Kreisratsmitglieder zum Hinsetzen in den Bürotoiletten zu verpflichten. Doch die Entwicklung beschränkte sich nicht auf Europa, auch in Übersee fassten die Sitzpinkler Fuß. Eine Umfrage unter japanischen Ehepaaren aus dem Jahr 2007 ergab, dass 49 Prozent der verheirateten Männer im Sitzen urinierten. 1999 waren es nur 15 Prozent. Und selbst in den USA etabliert sich der Trend, denn Gerüchten zufolge nehmen selbst Promis wie der Ex-

Gouverneur Arnold Schwarzenegger beim kleinen Geschäft auf der Brille Platz. Und Donald Trump? Der twittert: »Das wäre ja noch schöner!«

Das Recht auf Stehpinkeln

Man(n) nimmt seinen Penis in die Hand, zielt breitbeinig so gut es geht und lässt es laufen. Früher wurde man von seiner Mutter bestenfalls ermahnt, zuvor wenigstens die Brille hochzuklappen, damit nicht auch noch die Sitzfläche besprenkelt wurde. Heute sind die Frauen weniger tolerant. Sie pochen auf das Verursacherprinzip: Wer für die Sauerei verantwortlich ist, hat sie auch zu beseitigen! So einfach ist das. Der moralische Druck zwingt Männer in die Knie. Ehe er das Klo selber putzt, setzt er sich dann doch lieber hin. Dabei wäre er faktisch im Recht, wie das folgende Urteil des Düsseldorfer Amtsgerichts bestätigt. Geklagt hatte eine Vermieterin, die die Mietkaution einbehalten wollte, um Urinflecken auf dem Marmorboden des Badezimmers entfernen zu lassen. Der Richter betrachtet die Flecken jedoch

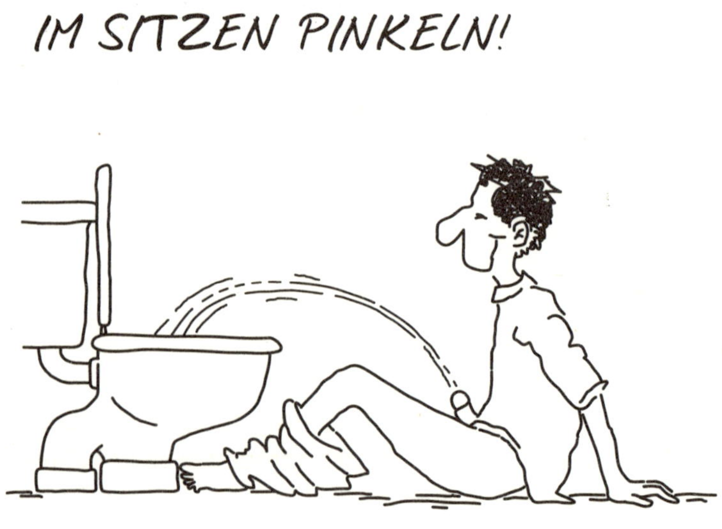

als zu tolerierende Folge eines bestimmungsgemäßen Gebrauchs. Wie ein Mieter zu pinkeln habe, könne ihm nicht vorgeschrieben werden – es lebe die Freiheit!

Männer sind Spielkinder

Sie pinkeln geometrische Figuren oder ihre Namen in den Schnee und freuen sich daran. In Restauranturinalen sind manchmal kleine Fußballtore mit einem winzigen, an einem sehr biegsamen Draht befestigten Ball angebracht. Trifft der Strahl die Kugel, schnellt sie kurz ins Tor und zurück – so etwas lieben Männer. Das heimische Klo zu putzen eher weniger – was für ein Dilemma! Eine Lösung bietet ein Gäste-WC mit eingebautem Urinal. Hier können die Jungs im Stehen pinkeln, ohne Ärger zu bekommen.

Bitte Platz nehmen

Anatomisch und medizinisch betrachtet genießen notorische Stehpinkler keine Vorteile, versichern Urologen. Da die Harnröhre elastisch und dehnbar ist, spielt es keine Rolle, auf welche Art das kleine Geschäft erledigt wird. Lediglich reifere Männer, die unter den Folgen einer altersbedingt vergrößerten Prostata leiden, wird Pinkeln im Stehen abgeraten. Und das nicht nur, weil das Entleeren der Blase schon mal ein paar Minuten dauern kann. Eine wissenschaftliche Studie belegt, dass bei einer gutartig vergrößerten Prostata die Entleerung der Blase in der Sitzposition gründlicher erfolgt. Bei den betreffenden Studienteilnehmern verblieb im Vergleich weniger Restharn in der Blase zurück. Auch der Strahl war infolge einer höheren Durchflussrate kräftiger, was sich in einer kürzeren Entleerungszeit niederschlug. Mögliche Erklärung: Die Muskulatur von Beinen und Becken ist im Sitzen naturgemäß entspannter. Der gesundheitliche Vorteil ergibt sich aber vor allem aus der geringeren Menge von Resturin in der Blase. Der kann nämlich zu Blasenentzündungen und Blasensteinen führen. In ihrer Studie konnten die Wissenschaftler sogar zeigen, dass die Entleerung im Sitzen einen fast ebenso guten Effekt haben kann wie die üblichen Medikamente gegen Prostatabeschwerden. Unter Einbeziehung der genannten hygienischen Aspekte spricht demnach nichts dagegen, dass Eltern ihren Söhnen von Anfang an das Pipimachen im Sitzen beibringen.

22. Sattelimpotenz

Zahlreiche Studien zeigen: Ausdauersport ist gesund. Auch in Bezug auf die Manneskraft. Denn ein fittes Herz-Kreislauf- und Gefäßsystem ist die Grundvoraussetzung für eine starke und anhaltende Erektion. Mit einer Ausnahme: Radsport! Untersuchungen zufolge leiden Radsportler nämlich, unabhängig vom Lebensalter, etwa doppelt so häufig an einer Erektionsstörung wie andere Sportler. Der Grund: Die Ergonomie des Sattels behindert den Blutfluss zum Penis, weil auf dem Dammbereich ein zu großer Druck lastet. Bereits nach einer halben Stunde sinkt die Durchblutung im Genitalbereich um bis zu 70 Prozent. Die Folge: Die Erektionsfähigkeit leidet infolge sogenannter Kollagenose: Das Penisgewebe wird aufgrund des chronischen Sauerstoffmangels immer fettreicher und kann daher weniger Blut aufnehmen. Ein Mechanismus, der im Extremfall zu einer erektilen Dysfunktion führen kann.

Besonders schädlich sind die typischen sehr schmalen Rennradsättel. Sie bieten den Sitzknochen keine nennenswerte Auflagefläche, der größte Teil des Körpergewichtes wirkt auf den Dammbereich, die Blutzufuhr wird regelrecht abgeklemmt. Erstes Anzeichen: ein leichtes Kribbeln oder Taubheitsgefühl im Bereich des Penisschaftes oder der Eichel. Die gute Nachricht: Erst ab drei Stunden pro Woche wird es kritisch. Wer weniger oft auf dem Rad sitzt, geht kein erkennbares Risiko ein. Ambitionierte Radsportler sollten unbedingt die Ergonomie ihres Sattels prüfen. Wichtig ist ein etwas breiterer Schnitt mit einer Aussparung in der Sattelmitte im Dammbereich. Die größere Auflagefläche entlastet den Genitalbereich. Lassen Sie sich gegebenenfalls im Fachhandel beraten.

Auch der Fahrradtyp und die darauf eingenommene Haltung haben Einfluss auf das Erektionsfähigkeit, warnt der Allgemeine Deutsche Fahrrad-Club (ADFC). So sind Mountainbikes und Rennräder, bei denen sich Lenker und Sattel auf gleicher Höhe befinden eher schädlich, während Holland- oder Trekkingräder den Genitalbereich schonen, da Mann darauf eine eher aufrechte Position einnimmt.

Ein weiteres potentielles Risiko stellt die Rahmenkonstruktion eines typischen Herrenrades dar. Wer schon mal von den Pedalen abgerutscht und mit seinen Weichteilen auf die Mittelstange geknallt ist, weiß, wovon die Rede ist.

Suspensorium: Lebensversicherung für das »Zentralorgan«

Dass Männer unten herum ziemlich empfindlich sind, ist hinlänglich bekannt. Daher gehören Schutzvorrichtungen, die speziell für die männlichen Geschlechtsteile konzipiert wurden, von jeher zur Ausrüstung besonderer Risikoträger. Ob als Bestandteil der Ritterrüstung, beim Kampfsport oder für Eishockeyspieler: Der Tiefschutz darf nicht fehlen. Selbst Fußballtorhüter schützen sich heute mit einer zwischen Unterwäsche und Vereinstrikot getragenen schlagfesten Kunststoffschale, gern auch als »Sackhalter« oder »Eierbecher« bezeichnet. Denn ein scharf geschossener Ball, mitten ins Zentralorgan, hat schon so manchen Sportsmann aus dem Spiel (Hockey, Tennis, Golf, Handball etc.) genommen. Gleiches gilt für Kampfsportarten wie Judo, Karate und Boxen. Ein Schlag oder Tritt in die Weichteile ist selbstverständlich ein schwerer Verstoß gegen das Fairplay. Doch ob aus kühler Berechnung oder eher aus Versehen: Ein Treffer unter der Gürtellinie kommt einem Knock-out gleich, entsprechender Schutz ist folglich unverzichtbar. Auch Balletttänzer gehen nicht ohne, verfolgen aber rein ästhetische Ziele: Ihre makellose Silhouette soll nicht durch Falten oder Abdrücke ihrer Genitalien beeinträchtigt werden. Ein Suspensorium sorgt für die einheitliche Form dessen, was beim Spagat unweigerlich ins Blickfeld geraten würde. Bei Röntgenuntersuchungen schließlich sorgt ein spezieller Gonadenschutz, eine Hodenkapsel mit Bleieinlage, dafür, dass die Strahlung die Keimzellen nicht schädigen kann.

Renommiersuspensorien

Eine Sonderstellung unter den Eierbechern nimmt das Renommiersuspensorium ein. Es dient ausschließlich dem Imponiergehabe seiner Träger und war bereits im 15. und 16. Jahrhundert in Mode. Adlige und bessergestellte Herren trugen solche »Schamkapseln«, mit Stoff ausgestopfte Hosenlätze, um ihre Männlichkeit zur Schau zu stellen. Aus heutiger Sicht unfreiwillig komisch: Diese sogenannten Braguettes gab es sogar in Bananen- und Gurkenform. Noch heute sind Suspensorien in bestimmten Kreisen als erotisches Accessoire beliebt.

Teil V:

Kunst & Philosophie

23. Alles Phallus oder was?

Schönheit, sagt man, liegt im Auge des Betrachters. Ähnlich verhält es sich mit der Frage, ob ein Objekt phallischer Natur ist. Die Antwort hängt nämlich ganz entscheidend von der Sichtweise ab. Einmal auf das Phallische fixiert, gerät jeder Kirchturm, jeder Schornstein, jede Banane, Gurke und Kerze, also alles, was irgendwie aufrecht, senkrecht oder länglich daherkommt, in den Verdacht, einen erigierten Penis darzustellen. Es gibt aber auch Phallussymbole, die erst im übertragenen Sinne erkennbar werden, die sich also nicht schon durch ihre äußere Form verraten. Dazu gehören beispielsweise Sportwagen oder Motorräder, die sich in die Jahre gekommene Herren zulegen, um den schmerzlichen Schwund an Manneskraft und Vitalität zu kompensieren.

Die ersten pornografischen Darstellungen der Menschheit

Die Wiege der Menschheit liegt auf dem afrikanischen Kontinent. Bereits Charles Darwin stellte 1871 diese Vermutung an, und zahlreiche Fossilfunde in Äthiopien, Kenia und Tansania geben dem Naturforscher Recht. Seine Hypothese gilt unter Paläoanthropologen heute als gesichert. Doch wie haben die ersten Menschen gelebt? Sogenannte Felsbilder, die vorwiegend in den Stein graviert wurden und sich so über Jahrtausende erhalten haben, geben Zeugnis über diese frühe Phase der Menschheitsentwicklung. Bemerkenswert: Neben Jagdszenen werden häufig Männer mit übergroßem, erigiertem Penis abgebildet, häufig wird der Geschlechtsakt mit einer Frau dargestellt. Selbst Tiere können in diesem Zusammenhang eine Rolle spielen. Die Darstellungen der Sahara-Felskunst zum Beispiel können eine Höhe von bis zu acht Metern erreichen. Überhaupt weisen prähistorische Fundstätten auf allen Kontinenten ähnliche Darstellungen auf. Ob in Brasilien, Australien, Japan, Frankreich oder Schweden, ob als Felsmalerei oder in plastischer Gestalt aus Holz oder Stein gehauen – der Penis ist ein zentrales Thema der urzeitlichen Kunstgeschichte. Eigentlich kein Wunder, denn die Arterhaltung nahm für den frühen Homo sapiens eine zentrale Stellung ein. Paläoanthropologen gehen von einer sehr hohen Kindersterblichkeit aus, und die Lebenserwartung lag unter vierzig Jahren.

Göttlicher Orgasmus erschafft Zweistromland

Laut der sumerischen Mythologie wird dem Gott Enki (En-ki = Herr der Erde) die Erschaffung des Zweistromlandes zugeschrieben. Der Gott der Weisheit und des Wissens wird auch als Herrscher über die lebenswichtigen Süßwasserquellen, Flüsse und Grundwasservorkommen betrachtet. Laut alttestamentarischer Überlieferung müssen wir uns die Schöpfungsgeschichte folgendermaßen vorstellen: Nachdem der Gott Enki das Steppengetier erschaffen und den Nomaden geschenkt hatte, wandte er seinen Blick dem Euphrat zu. Dann »trat er wie ein stößiger Stier angriffslustig zu ihm hin«, hob seinen Penis und befruchtete ihn durch eine gewaltige mythische Ejakulation, so dass der Fluss fortan dauerhaft Wasser führte. Anschließend kam der Tigris dran. So wurde auch der zweite Fluss Mesopotamiens dank Gottes Samenspende zum sprudelnden Quell des Lebens. Ein drastisches Beispiel für eine durch und durch patriarchalische Genesis!

Aphrodite, die Penisgeborene

Wissen Sie, wie laut altgriechischer Mythologie Aphrodite entstand? Ein kurzer Abriss: Alles begann bekanntlich im Chaos, dann bildete sich Gaia, die Erde. Es folgten Tartaros, die Unterwelt, Eros, die Liebeskraft, sowie der Sternenhimmel Uranos. Die ersten Götter entstanden, als sich Uranos mit Gaia vereinte und Titanen zeugte. Doch Uranos war unzufrieden mit seiner zugegebenermaßen etwas freakig geratenen Familie und ließ alle seine Sprösslinge, darunter einäugige Kyklopen, hundertarmige Riesen, den Blitz Steropes und den Donner Brontes, tief im Schoß von Mutter Erde verschwinden. Mama Gaia, dadurch natürlich hocherbost, rüstete ihren noch ungeborenen Sohn Kronos mit einer Sichel aus. Sein Auftrag: Beim nächsten Beischlaf Papas Penis abschneiden! Gesagt, getan. Das gute Stück fiel ins Meer, begann zu schäumen und dem Schaum entstieg, Sie ahnen es, die schöne Göttin Aphrodite. Hier zeigt sich, welch reiche Quelle der Inspiration die griechische Mythologie für Sigmund Freud gewesen sein muss.

Priapos – Gott des Penis

Der Sohn des Dionysos und der Aphrodite gilt nach der griechischen Mythologie als Gott der Fruchtbarkeit und Zeugungskraft. Dargestellt wird er mit übergroßem Penis. Der Legende nach geht dessen abnorme Größe auf einen Fluch Heras, der eifersüchtigen Mutter Dionysos, zurück. »Was für ein Ding!« muss Aphrodite gedacht haben und verstieß ihren Sohn, um nicht in die Gefahr zu geraten, seiner enormen Manneskraft zu erliegen. Nicht selten wird in der Mythologie aus einem Fluch ein Segen, so auch in diesem Fall: Priapos, der Phallusgott, galt nicht nur als Hüter der Felder und Früchte, des Viehs und der Fische, er sollte auch vor dem bösen Blick schützen. Seine Darstellungen, stets mit erigiertem Penis, sind entsprechend vielfältig: Er ziert Münzen und Häuserwände, seine Statuen standen in Gärten, an Brücken und öffentlichen Plätzen. In vielen bürgerlichen Haushalten waren Bilder von ihm zu finden. Angeblich war es sogar üblich, dass frisch vermählte Bräute sich auf den Penis einer Priapos-Statue setzten, um dem Gott ihre Jungfräulichkeit zu opfern – um im Gegenzug mit reichem Kindersegen belohnt zu werden. Eine berühmte Priapos-Wandzeichnung stammt aus Pompeji: »Priapos wiegt seinen Penis«. Auf dem Gemälde ist der bärtige Gott zu sehen, sein entblößtes Glied befindet sich in einer der beiden Waagschalen. In der anderen erkennen wir einen Sack mit Goldmünzen. Was soll uns das sagen? Klare Sache: Der Wert dieses Schwengels ist nicht mit Gold aufzuwiegen!

Priapismus

Die dauerhafte Erektion eines Penis wird, wenn sie länger als zwei Stunden anhält, medizinisch als Priapismus bezeichnet und stellt eine ernsthafte Erkrankung dar. Die Ursachen für diese schmerzhafte Störung lassen sich häufig nicht klar ermitteln. Als Gründe ziehen Mediziner Bluterkrankungen, bestimmte Medikamente, Alkohol- und Drogenmissbrauch, Gerinnungsstörungen und Stoffwechselerkrankungen wie Diabetes mellitus in Betracht. Betroffene sollten umgehend einen Arzt oder ein Krankenhaus aufsuchen, anderenfalls droht eine anhaltende Schädigung der Schwellkörper. Wird der Priapismus nicht behandelt, kann es bis zu drei Wochen dauern, bis die Erektion abklingt. In den meisten Fällen sind die Schwellkörper anschließend jedoch nachhaltig geschädigt.

Finsteres Mittelalter – der Phallus während der Inquisition

Während der Zeit der Hexenverfolgung wurde Frauen häufig vorgeworfen, sie praktizierten Zauberei und stünden mit dem Teufel im Bunde. In Mitteleuropa fand diese frauenverachtende Barbarei vor allem in der Frühen Neuzeit statt. Häufiger Anklagepunkt: Die betroffenen Frauen wurden angeklagt, Sex mit dem Teufel oder anderen Dämonen gehabt zu haben. Ein Mythos, der durch das Buch »Der Hexenhammer« eines Dominikaners namens Heinrich Kramer begründet und gefestigt wurde. Im 15. Jahrhundert diente dieses Machwerk, das zu einem frühen Bestseller avancierte und sich wie ein perfider Gewaltporno liest, zum Leitfaden für die Hexenjagd. Die Folge: Tausende von grausamen Morden an Frauen, die der Hexerei beschuldigt wurden. Zu Beginn solcher »Prozesse« wurde die Angeklagte vollständig entkleidet und rasiert. Angeblich, damit sie in ihrer Haarpracht keine Zauberutensilien verbergen konnte. Anschließend wurde das Opfer am ganzen Körper nach Hexenmalen untersucht und bei dieser Gelegenheit nicht selten durch ihre Peiniger vergewaltigt. Während der Befragungen wurden die Frauen brutal gefoltert, um ihnen Geständnisse abzupressen, deren Inhalt eher den lüsternen Fantasien der Inquisitoren entsprach, als dass er der Wahrheitsfindung diente. So wurde der Penis des Teufels als extrem fleischig oder gar als schlangenartiger Doppelpenis beschrieben. Die Unzucht mit derartigen Fantasiegebilden würde die Hexen zwar nachhaltig erschöpfen, hieß es in den Protokollen, ihre unersättliche fleischliche Begierde bliebe jedoch ungestillt.

Penisse als Haustiere

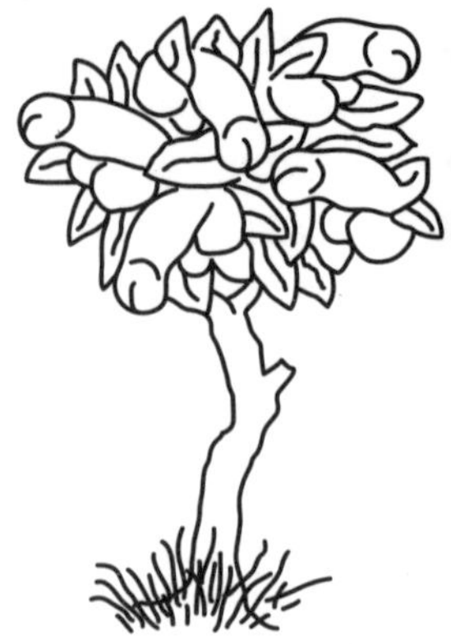

Ein weiterer absurder Anklagepunkt: Hexen würden Penisse verschwinden lassen und diese anschließend als Haustiere halten. Hinter dem Bild der phallusstehlenden Hexe steht freilich die männliche Angst vor Kastration und Impotenz. Hexen wurde auch nachgesagt, sie könnten Männern die Lust an der Kopulation nehmen, Geschlechtsteile verkümmern oder eben ganz verschwinden lassen. Die Vorstellung, dass sich die Damen abgetrennte Penisse als Haustiere hielten, sie mit Hafer und anderen Körnern gefüttert und in Vogelnestern oder in Schränken versteckten und so bis zu dreißig Penistiere ansammelten, entbehrt nicht einer gewissen Komik. Die Gräueltaten der Hexenverfolgung sind indes ein wirklich finsteres Kapitel männlicher Machtdemonstration.

Aus dieser Zeit stammt auch die Mär von einem magischen Baum, an dem Penisse wachsen – natürlich ebenfalls Hexenwerk. Tatsächlich existiert ein Wandgemälde aus dem 13. Jahrhundert, auf dem gezeigt wird, wie Frauen Penisse von Bäumen pflücken, um sich anschließend mit den »Früchten« selbst zu befriedigen.

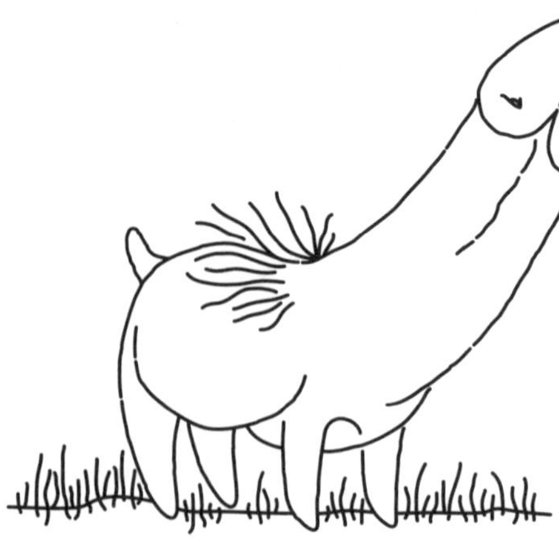

Kanamara Matsuri – das Fest des pinkfarbenen Riesenpenis

Jeden ersten Sonntag im April findet im japanischen Ort Kawasaki ein großes Festival statt. Tausende Bewohner und ebenso viele Touristen bevölkern die mit unzähligen Penissen geschmückte Stadt und bitten die Götter um Fruchtbarkeit und eine gesunde Geburt ihrer Kinder. Hauptattraktion des Kanamara Matsuri, zu Deutsch »Fest des metallenen Phallus«, ist ein gigantischer pinkfarbener Penis, der in Begleitung von Shinto-Priestern durch das Menschenmeer getragen wird. Die Bewohner finden die Prozession in keiner Weise anstößig, vom Kleinkind bis zum Greis feiern alle mit. Überall gibt es Souvenirs und Süßigkeiten zu kaufen: Lollies in Schwanzform, penisförmiges Gebäck, Penisnasen und -Hüte. Ein Teil der Erlöse, so heißt es, fließt in die AIDS-Forschung.

Die für Europäer etwas seltsam anmutende Tradition hat ihren Ursprung bereits im 17. Jahrhundert und geht auf eine martialische Sage zurück. Als eine wunderschöne junge Frau den ihr versprochenen Jüngling heiraten wollte, wurde sie von einem eifersüchtigen Dämon befallen, der sich in ihrer Vagina einnistete, um jeden Eindringling zu entmannen. Und tatsächlich: Als der Bräutigam in der Hochzeitsnacht endlich zur Tat schreiten wollte, wurde ihm das Glied abgetrennt, woraufhin er verblutete. Zum Glück gab es einen zweiten Aspiranten, so dass es wenig später zu einer weiteren Hochzeit kam. Als auch ihm das gleiche Schicksal widerfuhr, kam der städtische Schmied auf eine rettende Idee. Er fertigte einen Stahlpenis an, mit dem sich die Schöne selbst deflorierte. Als der Dämon auch den Metallpenis abbeißen wollte, brachen all seine Zähne ab, worauf er wutentbrannt aus der Jungfrau herausfuhr und für immer verschwand. So wurde der Stahlpenis schon in frühen Zeiten zum Schutzpatron der Prostituierten. Bereits in der Edo-Periode (1603 bis 1868) pilgerten Prostituierte alljährlich zu dieser Kultstätte, um für gute Geschäfte und den Schutz vor sexuell übertragbaren Krankheiten zu beten. Das Original des eisernen Phallus wird im weltweit einzigen Penis-Schrein, dem »Wakamiya Hachiman-gū Shrine« in Kawasaki, ausgestellt. Heute steht der heilige Ort für das Wohlergehen des eigenen Klans, Glück in materiellen Dingen, eine leichte Geburt und ein harmonisches Zusammenleben in der Ehe.

Der Maibaum als Phallussymbol

Das Aufstellen des Maibaums gehört in weiten Teilen Deutschlands zum traditionellen Brauchtum im Frühling. Vor allem in ländlichen Gebieten wird ein festlich geschmückter Baumstamm in die Erde gerammt und verankert. Weniger bekannt ist, dass der Maibaum ursprünglich eine kultische Bedeutung als Fruchtbarkeitssymbol hatte. Das Aufstellen des Maibaums symbolisiert die kultische Vereinigung zwischen dem Phallus und der lebenspendenden Mutter Erde.

Ein Königreich voller Phallussymbole

Man könnte meinen, ganz Bhutan sei eine Amüsiermeile, denn in dem kleinen Land im Grenzbereich zwischen China und Indien wimmelt es nur so von Penisdarstellungen. Sie zieren Hauswände, schmücken die Giebel der Dächer und dienen als Hinweisschilder. Überdimensionale Phallus-Symbole sind im Königreich Bhutan allgegenwärtig. An Sex denken beim Anblick der vielen Penisbilder jedoch nur westliche Touristen. Denn was sie an Graffiti-Schmierereien in heimischen U-Bahn-Stationen erinnern mag, gehört hier nicht nur zum guten Ton: In Bhutan gelten die Darstellungen männlicher Geschlechtsteile als rituelle Kunst. Der

Grund: Die Phallus-Bilder gehen auf eine uralte Sage zurück, nach der Drugpa Künleg, ein tibetischer Yogi, der im 15. Jahrhundert wirkte, einen Dämon allein mit der Macht seines Penis besiegte. Noch heute wirkt die Botschaft dieser Überlieferung. Wird in Bhutan ein Haus gebaut, darf ein großer, an die Außenfassade gemalter Penis als Glücksbringer nicht fehlen. Doch damit nicht genug. Auch in allen Hausecken werden Holz-Penisse aufgestellt. Weitere kommen bei der Einweihungs- und Segnungszeremonie zum Einsatz. Den zukünftigen Bewohnern winkt eine wertvolle Belohnung: Derart mit Penissen ausgestattet ist die ganze Familie zuverlässig vor bösen Geistern geschützt.

Ein Yogi, der mit Sex segnet

Drugpa Künleg gilt als einflussreiche Persönlichkeit im bhutanischen Buddhismus.

Ihm zu Ehren wurde bereits um das Jahr 1500 ein Kloster errichtet. Noch heute pilgern junge Frauen, die unter einem unerfüllten Kinderwunsch leiden, zum Kloster Chimi Lhakhang. Spiritualität und Sexualität stellen keinen Widerspruch dar, lehrte Drugpa Künleg seine Jünger, die sollen vielmehr in ein harmonisches Gleichgewicht gebracht werden. Der Überlieferung zufolge provozierte der Geistliche, indem er sich mit der Obrigkeit anlegte und deren falsche Frömmigkeit kritisierte. Frauen soll er mit Sex gesegnet haben. Seinen Landsleuten ist der Yogi besser unter dem Spitznamen »Heiliger Narr« bekannt. Über die Größe seines eigenen Glücksbringers schweigt sich die Legende jedoch aus.

Skandal im Wattenmeer – der Phallus von Dangast

Im Nordseebad Dangast, gelegen am südwestlichen Jadebusen, befindet sich ein 4,6 Tonnen schwerer, 3,2 Meter großer Penis aus Granit. Der Bildhauer Eckart Grenzer sorgte 1984 dafür, dass der Seebadeort Dangast zum Medienmittelpunkt wurde. Direkt am Strand und unter den Augen zahlreicher Schaulustiger setzte er Hammer und Meißel an und schuf den gewaltigen Phallus mit dem Titel »Begegnung der Geschlechter«. Zunächst löste der Künstler einen Skandal aus, zog den Zorn vieler Bewohner auf sich und schaffte es auf die Titelseite diverser Gazetten. Sein Glück: Der Stein des Anstoßes befindet sich auf einem Privatstrand und ist mit Genehmigung des Eigentümers entstanden. Grenzers Kritiker waren daher machtlos. Heute hat man sich mit dem einstigen Affront längst versöhnt. Die Plastik gehört zu Dangast wie das Watt, das Wasser und der Wind. Direkt an der Hochwassergrenze aufgestellt und dem stetigen Wechsel von Ebbe und Flut ausgesetzt verkörpert der Phallus die Vereinigung von Land und Meer, dem weiblichen und dem männlichen Element. So kommt es durch die Gezeiten zur immer wiederkehrenden Umarmung der Geschlechter.

Mythologisch betrachtet steht der Phallus für…

- Einschüchterung
- Fruchtbarkeit
- Führung
- Gute Ernte
- Kindersegen
- Lebenskraft
- Leichte Geburt
- Macht
- Quelle des Lebens

- Schaffenskraft
- Schöpfer
- Schutz
- Sexualität
- Streitbarkeit
- Unterdrückung
- Wehrhaftigkeit
- Zeugungskraft.

24. Das Penis-Prinzip

Die Erektion als Symbol männlichen Denkens und Handelns

Homo erectus bedeutet der aufgerichtete Mensch (*erigere* = aufrichten). Seine aufrechte, quasi erigierte Gestalt erhebt das Menschengeschlecht über die Schöpfung. Insofern verkörpert der Mensch den Phallus allein durch seine Erscheinung. Doch auch unser Wirken auf diesem Planeten kann im übertragenen Sinne als phallisch bezeichnet werden. Wir dominieren die Schöpfung, streben nach Macht, führen Kriege und beuten die Natur aus. Wir penetrieren Mutter Erde auf der Suche nach Bodenschätzen, bohren und durchlöchern ihren Körper und hinterlassen verwüstete Landschaften. Und mit penisförmigen Flugkörpern durchbrechen wir die Atmosphäre, um unser Sonnensystem zu erkunden.

Phallisches Denken und Handeln dominiert auch die Forschung. Wir fokussieren uns, dringen zielgerichtet in die Materie ein und streben nach Erkenntnis, Erfolg und Anerkennung. Eindimensional statt ganzheitlich, ausbeuterisch statt nachhaltig, egozentrisch statt gemeinschaftlich. Phallisches Denken ist auf Expansion ausgerichtet, nicht auf Erhaltung und Pflege des Erreichten. Wachstum hat Vorrang vor Konsolidierung, kurzfristige Gewinne vor nachhaltigem Erfolg, Neukundenakquise vor Bestandspflege. Penisdenken führt zu Entwicklung, Fortschritt und Wohlstand, doch es birgt in seiner Einseitigkeit gleichzeitig eine enorme zerstörerische Kraft. Wir haben es in der Hand. Es liegt in unserer Verantwortung, diese Energie zu zügeln und zum Guten zu nutzen.

Der Phallus gilt seit Jahrtausenden als Symbol für Kraft und Fruchtbarkeit, aber auch für Macht und Unterdrückung. Männer identifizieren sich, wenigstens unbewusst, mit dieser mythologischen Ebene des Phallus. Im Feminismus wird der Penis vielfach als Symbol männlicher Herrschaft betrachtet, ja sogar als Waffe angesehen, die der Mann gegen die Frau richtet. Nicht von ungefähr wird der erigierte Penis in Kunst und Literatur mit der Lanze, dem Speer oder dem Prügel gleichgesetzt. Die klassische Form der Penetration, zum Beispiel während der sogenannten Missionarsstellung, versinnbildlicht den Wunsch des Mannes, die Frau zu unterwerfen. Penetration drückt männliches Dominanzverhalten und Streben nach Überlegenheit aus. Vertreterinnen des Feminismus fordern daher eine befreite Sexualität, die sich vom Dogma des Koitus durch Penetration lossagt und eigene, frauengemäße Formen der Sexualität entwickelt, die ohne den Penis als »Herrschaftsinstrument« auskommen.

Der Penis als Kriegswaffe

Der Missbrauch des Penis als Waffe lässt sich bis in die jüngste Gegenwart belegen. Die systematischen Vergewaltigungen der Frauen besiegter Volksgruppen war und ist Bestandteil der Kriegsführung. So geschehen während der Besetzung Kuwaits 1991 durch den Irak, 1992 im Jugoslawienkonflikt vorwiegend an muslimischen Frauen, bei den Massakern an der Tutsi-Bevölkerung in Ruanda 1994 und 2008 während der Kämpfe im Kongo. Auf beängstigende Weise zeugen diese Übergriffe davon, wie eng die aktuelle Machtpolitik und animalische Gräueltaten zusammenliegen: Wer die Männer abschlachtet und deren Frauen »besitzt« und demütigt, unterwirft das Land. Zudem können systematische Vergewaltigungen der Strategie dienen, in einer Bevölkerungsgruppe Angst und Schrecken zu verbreiten und sie so zur Flucht zu zwingen. Vergewaltigung wird dann zum Werkzeug ethnischer Säuberung.

Penis schuld am Klimawandel

Kürzlich ist es einem Forscherteam gelungen, einen Nonsens-Aufsatz in einer angesehenen internationalen Fachzeitschrift zu publizieren (»Der konzeptuelle Penis als soziales Konstrukt« im Fachblatt »Cogent Social Sciences«). Die bizarre These des Essays: Das Konzept des Penis verkörpert ein soziales Konstrukt »toxischer Männlichkeit«. Das Penis-Prinzip wird als maßgeblicher Treiber für den Klimawandel verantwortlich gemacht. Die Begründung: Der Penis symbolisiert und prägt eine destruktive, unnachhaltige männliche Einstellung zur Umweltpolitik. Die Folgen: unausgesetzte Vergewaltigung der Natur durch eine männlich dominierte Mentalität. Eine Mentalität, die darin gipfelt, dass noch immer jungfräuliche Landschaften ausgebeutet, geschändet und zerstört werden. Dass die »wissenschaftliche Veröffentlichung« von der Redaktion nicht als Satire entlarvt wurde, ist verständlich, beruht sie doch auf einem wahren Kern. Schließlich verkörpert das Penis-Prinzip eine Reihe von typisch männlichen Eigenschaften, die einem nachhaltigen und verantwortungsvollen Umgang mit der Natur eher entgegenstehen.

Penisneid und Kastrationsangst

Dieser Begriff geht auf Sigmund Freud und die Psychoanalyse zurück. Freud war der Meinung, dass kleine Mädchen beim Anblick des Penis eines Knaben ein Gefühl des Mangels beschleicht. »Was hat er, das ich nicht habe?«, fragt sie sich und fühlt sich zurückgesetzt und unterlegen. Und was denkt der kleine Junge? Möglich wäre ja eine Reaktion im Sinne von: »Wow, ich hab was, das die nicht hat, toll!« Doch laut Freud denkt er ganz anderes. Er fürchtet, jemand habe dem armen Mädchen den Penis abgeschnitten und bekommt es nun selbst mit der Angst zu tun – der Kastrationsangst. Heute sind Freuds berühmte Thesen ziemlich umstritten. Sie werden vor allem aus feministischer Sicht abgelehnt und als patriarchalisches Dogma betrachtet.

Realistischer ist da schon der Penisneid unter Männern. Während der Gemeinschaftsdusche oder dem Saunabesuch wird gern mal verschämt beäugt, was bei den anderen so herumbaumelt und mit dem eigenen Schwengel verglichen.

Fast die Hälfte aller Männer, das belegen Studien, ist nicht zufrieden mit der Größe des eigenen Geschlechtsteils und blickt neidisch auf besser ausgestattete Jungs.

Penis und Religion

Von der kulthaften Verehrung bis zur kompletten Tabuisierung reicht die Bandbreite der religiösen Einstellungen zu Penis und Sexualität. Bezeichnend ist: Religionen haben selten etwas Positives zum Thema Sexualität beigetragen. Tabuisierung, Ausgrenzung von Lesben und Schwulen, Legitimation der ehelichen Verbindung von Greisen mit Minderjährigen bis zum Missbrauch von Schutzbefohlenen durch Kirchenvertreter – die

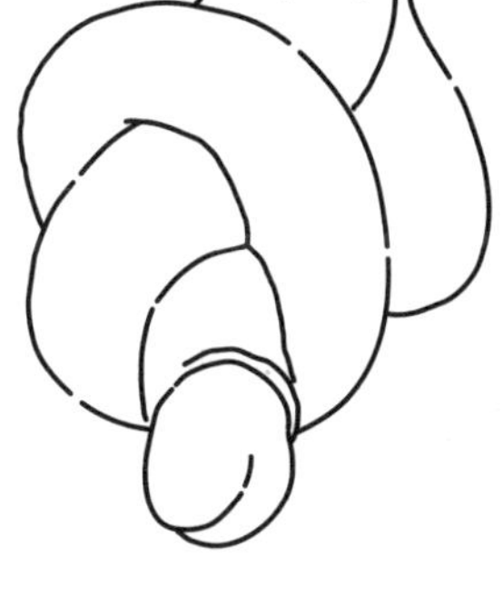

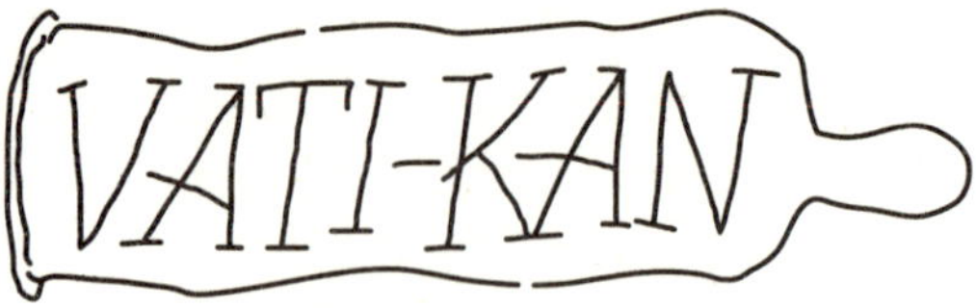

Liste ihrer Untaten ist lang. Hinzu kommt die ritualisierte Verstümmelung minderjähriger Mädchen und Jungen, wie sie im muslimischen und jüdischen Glauben verankert ist (siehe S. 206, Kapitel »Operation Vorhaut«).

Dass es auch anders geht, zeigt der Blick in die Natur. Im Tierreich existieren weder Tabus noch Schuldgefühle. Balz und Begattung erfolgen seit Millionen Jahren nach den Regeln der Natur, freilich hormongesteuert, dabei aber äußerst erfolgreich. Nur der Mensch verordnet sich ein kulturell geprägtes, zum Teil äußerst fragwürdiges Regelwerk, übt Verzicht, duldet Einschränkungen und wird bei Zuwiderhandlung von Schuldgefühlen geplagt. Warum ist das so? Vielleicht, weil wir tatsächlich aus dem Paradies vertrieben worden sind?

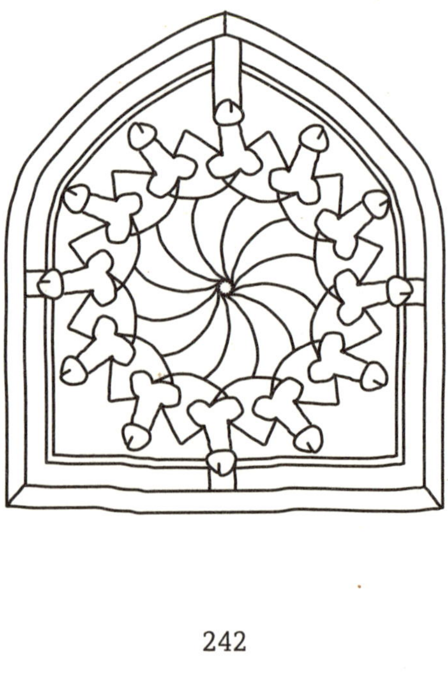

Warum wir monogam wurden

Warum haben Menschen eigentlich dauernd Sex? Liefe es bei uns so wie im Tierreich, dürften Menschen sich nur einmal im Monat paaren, dann nämlich, wenn die Frau ihren Eisprung bekommt. Doch während beim Rest der Schöpfung sexuelle Aktivitäten ausschließlich der Fortpflanzung dienen, treibt es der Homo sapiens auch, wenn gar keine Befruchtung möglich ist. Ein Grund liegt darin, dass Männern der Zeitpunkt des Eisprungs in der Regel verborgen bleibt. Sie können also nicht wissen, wann der Geschlechtsverkehr biologisch sinnvoll wäre, und versuchen es daher so oft wie möglich – dranbleiben ist die Devise.

Evolutionsforscher vermuten, dass die kontinuierliche sexuelle Bereitschaft der »Menschen-Weibchen« eine Anpassung zum Zweck der Monogamie darstellt. Dazu dient auch die im Vergleich zu Primaten dauerhaft vergrößerte weibliche Brust als sexueller Reiz und Symbol für Fruchtbarkeit und Paarungsbereitschaft. Für die Frau bot die Loyalität und Treue eines einzelnen, starken Partners nämlich wichtige Vorteile: Zuverlässige Versorgung mit Nahrung sowie Schutz für sich und den Nachwuchs. Die Frauen der Urzeit verbündeten sich also gezielt mit einem Paarungspartner und hatten ein Interesse daran, diese Bindung zu erhalten. Doch sie befanden sich in einer Konkurrenzsituation mit anderen Weibchen. Die Folge: Nur Frauen, die für ihren Mann dauerhaft sexuell attraktiv blieben, also auch während der unfruchtbaren Wochen, hatten die Chance, diesen Beschützer und Ernährer zu halten. Der Mann hatte wie bereits dargestellt, keine Möglichkeit, die fruchtbaren Tage zu erkennen und war so gezwungen, seiner Frau treu zu bleiben. Nur so konnte er sichergehen, dass auch sie keinen Konkurrenten ranließ und der Nachwuchs tatsächlich von ihm stammte.

25. Peniskunst

Schön ist anders

Ein Penis mit Hoden kann in bestimmten Situationen sexuell stimulierend wirken – sicher. Aber schön? Ästhetisch? Wohlgeformt? Bestenfalls wohlproportioniert, womit dann eher wieder »beachtliche Ausmaße« gemeint sein dürften. Da schaut es beim weiblichen Teil der Schöpfung echt anders aus. Was ist schon über den weiblichen Busen geschwärmt worden, über den Venushügel, über Hüftschwung und Po! Selbst ihre Füße werden zum Objekt schwärmerischer Begierde. Aber der Penis? Erstaunlicherweise hat er es dennoch geschafft, sich einen festen Platz in der Kunstwelt zu erobern – mit allem Drum und Dran!

Soraya Doolbaz

Die New Yorker Künstlerin Soraya Doolbaz ist professionelle Penis-Fotografin und begründete die Kunstform des »Dick-Pic«. Es begann mit einer Sammlung von Pimmel-Selfies, die die iranstämmige Kanadierin schließlich auf die Idee brachten, professionelle »Penis-Fashion-Shootings« zu erfinden. Der Witz: Doolbaz und ihr Team kleiden Penisse in liebevoll geschneiderte Kostümchen und fotografieren sie in ihrem Studio wie Top-Models. Ihr Ziel: Die Leute zum Lachen zu bringen. Darüber hinaus betrachtet die Künstlerin ihre Arbeit als ein politisches Statement für einen freieren Umgang mit Sexualität. Kostprobe gefällig? Schauen Sie hier: www.dicture.com.

Auf den Fotos erkennt der Betrachter sowohl Fantasiefiguren als auch Penis-Verkleidungen, die an bekannte Schauspieler, Popstars oder berühmte Politiker erinnern. Ihre Namen: »Frank Salami«, »Bradley Cocker«, »Saddong Hussein« mit seinen »Weapons of Ass-Destruction« und ganz aktuell »Donald The Dick Trump«. Für Self Made Men, die ihre Pimmel-Selfies in Eigenregie aufpeppen wollen, hat Soraya Doolbaz sogar eine App mit virtuellen Kostümen für den kleinen Mann kreiert. Mutige können ihr Meisterstück anschließend unter dem Hashtag #dicture auf Twitter teilen.

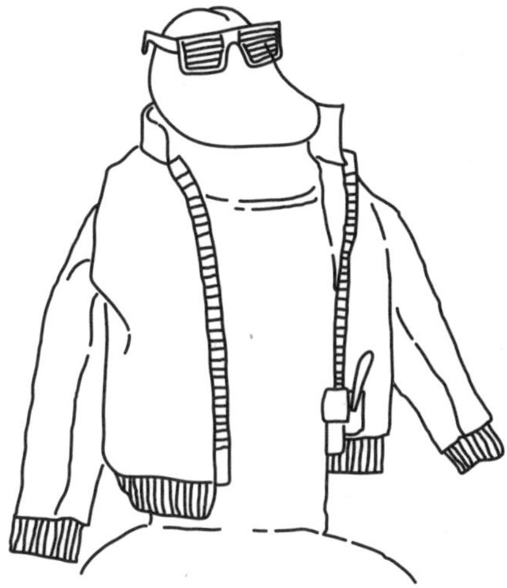

Penis-Blog

Ein anonymer Illustrator und Fotograf (37) betreibt ein vielbeachtetes Blog namens »Things My Dick Does«. Ähnlich wie bei Soraya Doolbaz wird auch »Little Dude«, kurz LD, als Held lustiger Alltagssituationen in Szene gesetzt. LD kuschelt mit seinem Stoffigel, trägt lustige Hüte, verkleidet sich an Halloween als Mumie oder betrinkt sich mit Schnaps, um sich anschließend zu übergeben. Das klingt albern, ist aber so charmant und fantasievoll umgesetzt, dass dem Blog inzwischen Tausende von Fans folgen. Die Inszenierungen, deren Erstellung teilweise mehrere Stunden in Anspruch nimmt, ähneln spätmittelalterlichen Darstellungen von sogenannten Phallustieren (siehe S. 248).

Judith Bernstein

Kernthema von Judith Bernstein (76) ist ausschließlich ein Motiv: der Penis, meist in erigiertem Zustand! Lange wurde ihr Werk geschmäht. Seit 50 Jahren zeichnet und malt die US-Amerikanerin einen Phallus nach dem anderen. Erst in den letzten Jahren ist der Künstlerin die Anerkennung für ihr Lebenswerk zuteilgeworden. Ihre Schwanzmotive, eine Metapher für Patriarchat und Rüstungswahn, wurden als pornografisch missverstanden. Sogar innerhalb der New Yorker Feministinnen-Szene, der sich Bernstein zugehörig fühlt, wurde sie angefeindet. Kürzlich ist ihre vielbeachtete Monografie »Dicks of Death« (Schwänze des Todes) erschienen. Darin befinden sich mehrere Versionen ihrer Serie »Cockman Always Rises« (Schwanzmann kommt immer nach oben). Ein dämliches Männergesicht aus Hoden und nicht erigiertem Penis, das als böse Karikatur stellvertretend für verschiedene politische Figuren des Zeitgeschehens stehen kann. Derzeit, so die Künstlerin, ließe sich auf diese Weise Donald Trump treffend portraitieren. Doch Cockman-Typen, das betont die Künstlerin, gibt es überall auf der Welt.

Keith Haring

Auch im Sujet des berühmten Pop-Art-Künstlers nimmt die Darstellung von Penissen eine zentrale Stellung ein. 1980 gab Haring sogar einen Kunstband mit dem Titel »Manhattan Penis Drawings for Ken Hicks« heraus. Er selbst hat sein piktogrammartiges, von Phallus-Symbolik durchzogenes Werk einmal als »Sehnsucht nach Unsterblichkeit« bezeichnet. Die wurde ihm nicht zuteil. Keith Haring starb im Februar 1990 an der Immunschwächekrankheit AIDS.

Der Penis von Jimi Hendrix

Jimi Hendrix (1942-1970) war ein Ausnahmetalent, sein Gitarrenspiel göttlich, die Handhabung seines Instrumentes mal zärtlich, mal brachial, oft sogar obszön. Einer seiner Fans war die Künstlerin Cynthia Albritton (70), genannt »Cynthia Plaster Caster«. Ihr damaliges Projekt: Gips-Abdrücke von Penissen, vorzugsweise denen bekannter Rockmusiker. Es war die wilde Zeit der sexuellen Revolution, der freien Liebe und der Drogenpartys. Groupies folgten ihren Stars auf Schritt und Tritt, und nicht selten wurde ihre Ausdauer belohnt. 1968 gelang Cynthia die Sensation: ein Originalabdruck von Jimis erigiertem Geschlecht! In dieser Zeit sammelte das selbsternannte »Cock-Rock-Groupie« über fünfzig Penis-Plastiken verschiedener Rockmusiker, die sie heute ausstellt, auch in Deutschland. Zuletzt anlässlich der »Zappanale«, einem Musikfestival zu Ehren von Frank Zappa, das alle zwei Jahre in der mecklenburgischen Stadt Bad Doberan stattfindet.

Manneken Pis

Seit nunmehr fast 400 Jahren darf ein Junge in aller Öffentlichkeit urinieren. Der Kerl ist splitternackt, hält seinen Pimmel in der linken Hand und pinkelt in weitem Bogen in einen muschelförmigen Brunnen hinab. Sein Name: Manneken Pis. Sein Beruf: Wahrzeichen von Brüssel. Sein Schöpfer: der Bildhauer Jerome Duquesnoy. Dreißig Rheindukaten zahlte der Brüsseler Magistrat im Jahre 1619 für die nur 61 Zentimeter hohe und 17 Kilogramm schwere Statue, die sich im Brüsseler Stadtzentrum an der Ecke Rue de l'Etuve und Rue du Chêne befindet. Mindestens sieben Mal wurde der kleine Mann im Lauf der Jahrhunderte entwendet, daher befindet sich heute eine Bronzekopie auf dem Sockel über dem Brunnen. Und welche Bedeutung hat die weltberühmte Touristenattraktion? Zur Nachahmung soll sie sicherlich nicht aufrufen. Warum es ihn gibt, dazu existiert eine Reihe von Legenden. Eine davon besagt, dass während eines Bombenangriffs auf die Stadt ein Sprengkörper direkt vor einem Jungen landete, der geistesgegenwärtig seinen Pimmel rausholte und die Lunte mit einem gezielten Strahl löschte. Nach einer anderen Geschichte soll ein wohlhabender Kaufmann seinen kleinen Sohn auf dem Marktplatz aus den Augen verloren haben. Nach fieberhafter Suche fand man den Kleinen in genau der Position, in der man ihn heute über dem Brunnen bewundern kann. Die glaubwürdigste Variante geht indes auf die vielen Gerber zurück, die sich im Mittelalter an der Rue de l'Étuve angesiedelt hatten. Es war nämlich nicht ungewöhnlich, dass Kinder auf das Leder urinieren, da es das Ammoniak im Urin geschmeidiger machte. Demnach wäre die Statue eine Hommage an die Zunft der Gerber. Vielleicht steht die Figur aber auch schlicht für die Unbefangenheit, mit der kleine Jungen in aller Öffentlichkeit urinieren – man weiß es nicht so genau. Außer, dass man mit so einem kleinen Penis eine ganze Menge ausrichten kann.

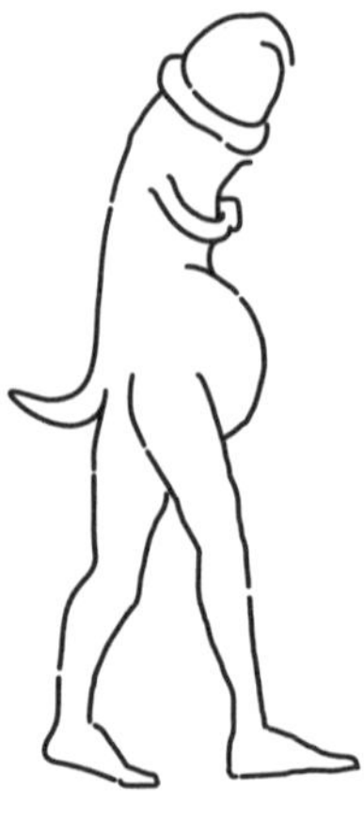

Spätmittelalterliche Phallustiere

Das Kunstgewerbemuseum in Prag verfügt über die größte Sammlung französischer Pilgerzeichen aus dem Mittelalter. Die rund 500 aus einer Blei-Zinn-Legierung gearbeiteten Kleinplastiken waren im 19. Jahrhundert in der Seine bei Paris gefunden worden. Die wenigen Zentimeter großen Anstecker, die man zu Pilgereisen an der Kleidung trug, stellen überwiegend religiöse Motive dar. Jedoch befinden sich auch ausgesprochen

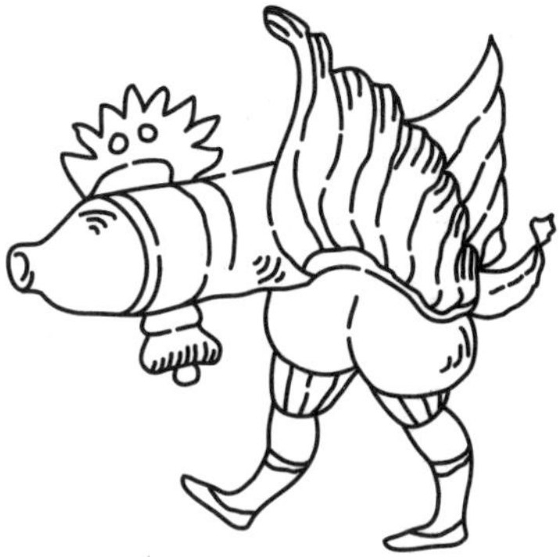

erotische Darstellungen in der Sammlung, deren Funktion bis heute Rätsel aufgibt. Es handelt sich um die sogenannten »Phallustiere«. Meist zeigen sie einen äußerst naturalistisch gestalteten erigierten Penis in horizontaler Ausrichtung, der auf einem Paar stark behaarter Beine läuft. Zum Teil sind diese Figuren zusätzlich mit Flügeln ausgestattet oder tragen Glöckchen und Kronen. Historiker vermuten, dass die kunstvoll, jedoch ziemlich obszön gestalteten Schmuckstücke während der zügellosen Fastnachtsfeierlichkeiten getragen wurden. Wer weiß, vielleicht ging es während der Pilgerschaft gar nicht so sittsam zu, und die Phallustiere waren ein Zeichen der Paarungsbereitschaft.

Warum antike Statuen einen kleinen Penis haben

Antike Männerstatuen wie Michelangelos David wurden mit einem eher kleinen Penis dargestellt. Nicht dass ihnen die Bildhauer kein größeres Gemächt gegönnt hätten – die Zurückhaltung hat mit der Symbolwirkung zu tun. Ein kleiner Penis stand damals für wichtige Tugenden, zum Beispiel für Triebverzicht, Zurückhaltung und die Fähigkeit, rationale Entscheidungen zu treffen. Anders ausgedrückt: Ein kleiner Penis erlaubte es seinem Besitzer, einen kühlen Kopf zu bewahren und logisch zu denken. Und genau diese Eigenschaften wünschte man sich für die abgebildeten Herrscher und Krieger. Ein großes Glied hätte hingegen bedeutet, dass der betreffende Mann seine Triebe nicht unter Kontrolle hat, weder bescheiden noch zurückhaltend handelt – wie sich die Zeiten ändern!

Herr über 217 Penisse

Die Naturschönheit Islands ist überwältigend, die wilde, ursprüngliche Natur ein einmaliges Erlebnis. Einmalig ist auch ein naturkundliches Museum auf der Insel. In Reykjavik befindet sich nämlich ein Penis-Museum, das weltweit einzige seiner Art. Museumsleiter Hjörtur Gísli Sigurðsson wacht über 217 Penisse. Die sorgfältig präparierten Exponate stammen von Bären, Hunden, Katzen, Mäusen, Seehunden und Walen. Seit 2011 ist sogar ein menschlicher Schwengel dabei. Natürlich von einem Isländer! Der als Schürzenjäger bekannte Spender legte testamentarisch fest, dass sein Geschlecht nach seinem Tod in den Besitz der Sammlung übergehen soll. Für die Museumsleitung ein Geduldsspiel, denn der Mann wurde 96 Jahre alt.

Hauptattraktion ist indes ein Ausstellungsstück kolossalen Ausmaßes: Der 170 Zentimeter lange Pottwalpenis wiegt 75 Kilogramm und schwimmt in einem riesigen formaldehydgefüllten Glaszylinder. Museumsleiter Sigurðsson führt seit Jahren eine Besucherstatistik. Überraschendes Ergebnis: 60 Prozent seiner Gäste sind Frauen! Die meisten kommen aus dem Ausland.

26. Das Spielzeug als Spielzeug

An einem Penis kann man prima herumspielen. Das liegt schon an seiner exponierten Position – da hängt was zwischen den Beinen herum, es ist weich und elastisch, schwingt hin und her, wenn man sich bewegt, und ist mit einer Vielzahl von höchst sensiblen Nerven ausgestattet. Und erst die Hoden! Eingebettet in einen lustigen Beutel hängen sie ebenfalls da untern herum, mindestens genauso empfindlich und höchst interessant. Welche Faszination die männlichen Geschlechtsteile auf ihren Besitzer ausüben, zeigt sich bereits im frühen Kindesalter. Kaum haben die kleinen Jungs gelernt, selbstständig Pipi zu machen, werden stolz Grünflächen, Gartenanlagen und große und kleine Bäume besprenkelt. Außerdem schlenkert das Ding so schön herum und ist mit einer Vorhaut versehen, an der man herumzwirbeln kann. Und dann ist da noch etwas: Es macht ein schönes Gefühl, wenn man das tut, und manchmal wird der kleine Pimmel davon ganz steif. Später wird es immer interessanter und spannender, es kommen gewaltige Gefühle hinzu. Der erste Orgasmus ist für die meisten Männer ein echtes Mysterium und eine Offenbarung dazu. Und dann geht es erst richtig los! Kein Wunder, dass auch erwachsene Männer gern an ihrem Penis herumspielen. Natürlich nur, wenn sie sich unbeobachtet fühlen – oder?

Der Griff in den Schritt

Männer greifen sich in den Schritt. Manchmal eher unwillkürlich, dann wieder ganz bewusst, quasi als Macho-Geste. Berühmte Beispiele: Bundestrainer Joachim Löw wurde am Rande der EM-2016-Partie Deutschland gegen die Ukraine mit der Hand in der Hose beobachtet, anschließend schnupperte er auch noch an seinen Fingern, zzzz … Michael Jackson setzte die Hand-im-Schritt-Geste bewusst bei Live-Auftritten und in seinen Musik-Videos ein. Selbst Madonna tut es, obwohl sie gar keinen Penis hat – seltsam. Nachahmung oder eine selbstbewusste Geste der Emanzipation?

Und was bedeutet das überhaupt? Viele Tiere, zum Beispiel Hunde, Katzen und Primaten, schnuppern und lecken gern und ausgiebig an ihren Genitalien. Menschenmänner hegen ähnliche Bedürfnisse, sind allerdings in der Regel nicht gelenkig genug, um da ranzukommen. Aus diesem Grund nutzen sie ihre Hände, um so wenigstens »indirekt« an ihren Genitalien riechen zu können. Weitere Möglichkeiten:

Wenn ein Mann sich in den Schritt fasst, will er …

- prüfen, ob noch alles an seinem Platz ist
- die Teile zurechtrücken, weil es klemmt oder piekt
- einem Juckreiz nachgeben
- durch anschließendes Schnuppern an der Hand feststellen, ob er eine neue Unterhose benötigt
- seinem Penis durch eine neue Position mehr Raum geben z. B. weil sich eine Erektion anbahnt
- einem Artgenossen zeigen, dass er enorme Eier hat
- einer Artgenossin zeigen, dass er enorme Eier hat.

Am Geruch den Verwandtschaftsgrad prüfen

Wissenschaftler vermuten, dass die Aufnahme des Genitalgeruchs der Eigenwahrnehmung des Menschen dient. Der Griff ans Geschlecht führt zu einer Intensivierung des Geruchserlebnisses, weil sich an den Genitalien besonders viele Duftdrüsen befinden. Im Schritt riecht man(n) also besonders intensiv nach sich selbst. Fragt sich nur, warum dieses Verhalten ausschließlich bei Männern beobachtet wird (Ausnahme siehe oben). Die Evolutionsbiologie hat dazu eine weitere Theorie parat: Auch Primaten zeigen dieses Verhalten. Doch bei ihnen geht es darum, die Verwandtschaftsverhältnisse zu prüfen. Der eigene Geruch dient dabei als Vergleichsgröße. Wer ihn im Kopf hat, kann den Verwandtschaftsgrad zu anderen Primaten zuverlässiger einschätzen. Auf den Menschen übertragen würde dies jedoch bedeuten, dass Männer nicht nur sich selbst, sondern auch anderen Personen in den Schritt fassen, um anschließend an ihrer Hand zu riechen – wir werden Jogi Löw im Auge behalten. Allen anderen möchte der Autor davon abraten.

Zwanghaftes Zeigenwollen

Wenn kleine Jungs das tun, lächeln wir darüber. Völlig harmlos, soll er nur seinen kleinen, steifen Pimmelmann präsentieren und damit herumhampeln – wie niedlich. Wer als Erwachsener in der Öffentlichkeit an seinen Geschlechtsteilen herumspielt, läuft allerdings Gefahr, in eine geschlossene Einrichtung eingewiesen zu werden oder in heftigen Konflikt mit dem Gesetz zu geraten – ausreichende Zurechnungsfähigkeit vorausgesetzt. Als Anklagepunkte kommen infrage »Erregung öffentlichen Ärgernisses« oder »Exhibitionistische Handlung«.

Die Sexualpräferenz, bei der es als lustvoll erlebt wird,

sich vor fremden Personen zu entblößen und seine Genitalien zur Schau zu stellen, wird als Exhibitionismus bezeichnet. Exhibitionistische Handlungen werden aus medizinischer Sicht häufig als krankhaft diagnostiziert. Nach § 183 StGB wird ein Mann, der eine andere Person durch eine exhibitionistische Handlung belästigt, mit Freiheitsstrafe bis zu einem Jahr oder mit Geldstrafe bestraft. Weit über 7000 Fälle exhibitionistischer Handlungen und Erregung öffentlichen Ärgernisses werden in Deutschland pro Jahr polizeilich erfasst. Doch obwohl der Anblick eines entblößten Gemächtes als traumatisches Erlebnis empfunden werden kann, besteht in der Regel keine ernste Gefahr. Eine Studie des kriminologischen Forschungsinstituts Hannover besagt nämlich, dass Exhibitionisten weniger daran interessiert sind, Frauen aktiv Schaden zuzufügen, sondern vielmehr zugunsten der eigenen Lust in Kauf nehmen, Frauen und Kinder zu schockieren. Exhibitionisten neigen nicht zu sexuellen Gewaltdelikten, ihr Zurschaustellen ist kein Einstiegsdelikt, auf das spätere, sexuell motivierte Straftaten folgen. Die gleiche Studie kommt allerdings auch zu dem Ergebnis, dass die Rückfallquote bei Exhibitionisten im Vergleich zu anderen Sexualstraftätern extrem hoch ist, ein Sachverhalt, der dafür spricht, dass es sich dabei um eine psychische Zwangsstörung handelt.

Bemerkenswert: Täter einer Straftat nach § 183 StGB kann nur ein Mann sein. Es ist demnach ein Penis erforderlich, um den Tatbestand des Exhibitionismus zu erfüllen. Diese Eigenart wurde sogar verfassungsrechtlich überprüft und laut Beschluss des Bundesverfassungsgerichts für bindend erklärt. Grund der Ungleichbehandlung: Exhibitionistische Handlungen von Frauen seien extrem selten. Ein Urteil, das nachdenklich stimmt. Denn vermutlich haben ebenso viele

Frauen wie Männer exhibitionistische Neigungen, nur dass die weibliche Art, dies auszuleben in unserer Gesellschaft nicht als besonders anstößig empfunden wird.

Erregung öffentlichen Ärgernisses

Wer sexuelle Handlungen in der Öffentlichkeit vornimmt und damit ein Ärgernis erregt, kann nach § 183a StGB mit einer Geldbuße oder einer Freiheitsstrafe von bis zu einem Jahr belegt werden. Die Frage ist, was ist eine sexuelle Handlung? Nackt herumzulaufen erfüllt diesen Tatbestand in der Regel nicht und wird durch einen Platzverweis oder maximal als Ordnungswidrigkeit (§ 118 OWiG) geahndet – also nicht wie eine Straftat. Wer sich jedoch in aller Öffentlichkeit selbst befriedigt oder Sex mit einer anderen Person hat, muss definitiv mit einer Anklage wegen Erregung öffentlichen Ärgernisses rechnen.

Nacktsprinter mit Aufmerksamkeitsdefizit

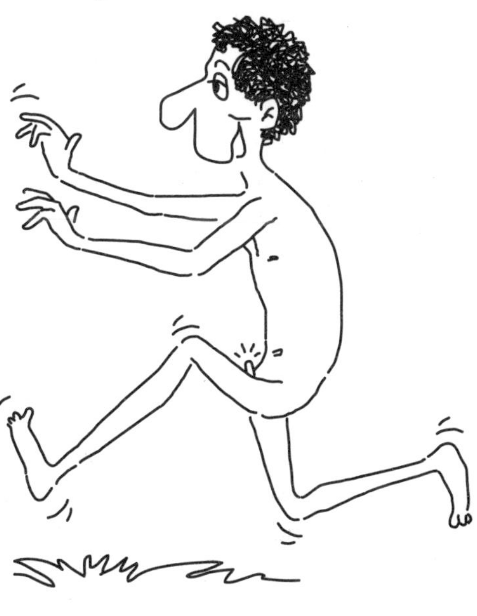

Ebenfalls zu den Exhibitionisten zählen die sogenannten Flitzer. Bei dieser überwiegend von Männern gezeigten Exhibitionismus-Variante rennen (flitzen) die Akteure splitternackt in der Öffentlichkeit herum. Je größer das Publikum, desto größer der Reiz. Besonders bevorzugt: internationale Sportveranstaltungen! Immer wieder gelingt es Flitzern, die Sicherheitsbarrieren zu überwinden und nackt über das Spielfeld zu rasen, bis sie von Sicherheitskräften eingeholt und abgeführt werden. Ihr Lohn: Millionen von Fernsehzuschauern haben das Spektakel verfolgt.

In den 70er Jahren wurde vermehrt durch Fußgängerzonen, Kaufhäuser und Parkanlagen größerer Städte geflitzt. Allerdings ist das Flitzen nur in den seltensten Fällen sexuell motiviert. Nacktsprints dieser Art führen in manchen Fällen dennoch zu einer Anklage wegen Erregung öffentlichen Ärgernisses. Wie teuer so ein Spaß werden kann, zeigt der Fall dreier Stadionflitzer aus Rostock. Das dortige Oberlandesgericht sprach dem F.C. Hansa Rostock 20 000 Euro Schadensersatz zu, welche der Verein zuvor an den DFB wegen unzureichender Sicherung des Spielfeldes hatte zahlen müssen. Die Strafzahlung an den Verband konnte sich der Verein also von den Flitzern wiederholen.

Mit dem Schwanz denken

Sexuelle Erregung und die damit verbundene Erektion sind nicht immer steuerbar. Heranwachsende geraten dadurch nicht selten in peinliche Situationen. Doch auch erfahrene Männer können das Anschwellen ihres Fortpflanzungsorgans nicht immer kontrollieren. Es ist daher nicht verwunderlich, dass dem Penis immer wieder ein gewisses Eigenleben zugesprochen wird. Schon der berühmte Renaissancekünstler und Universalgelehrte Leonardo da Vinci schrieb: »Der Penis gehorcht keineswegs dem Befehl seines Herrn.« Aber sind Männer tatsächlich Spielball ihrer Hormone? Entscheiden sie für »ihn«? Stehen sie über dem freien Willen? Freilich hat es gelegentlich den Anschein, dass Männer mit dem Schwanz denken.

Was den Vorgang besser beschreibt ist, dass die Lust bisweilen den Verstand dominiert und den sexuell stark stimulierten Mann zu irrationalen Verhaltensweisen verleitet – zum Beispiel zum Sex mit einer viel zu jungen Frau. Wenn Triebe das Verhalten dominieren, stecken meist Mechanismen zur Arterhaltung dahinter. Das gilt sowohl für Tiere als auch für Menschen. Fortpflanzung ist nach den Regeln der Evolution meist ein höherrangiges Ziel als zum Beispiel die Monogamie.

Als Entschuldigung für einen Seitensprung taugt diese Argumentation allerdings nicht. Im Gegenteil, es ist stark davon abzuraten, zur Erklärung eines Fehltritts evolutionäre Notwendigkeiten ins Feld zu führen. Schließlich ist unser Leben in ein Geflecht sozialer und moralischer Regeln eingebettet, die zu befolgen unserem freien Willen unterliegt. Zwischen der Verlockung einer erotischen Fantasie und der wirklichen Tat gilt es wohl zu unterscheiden. Und die meisten Männer haben das im Laufe ihres Lebens auch gelernt.

Wie oft denkt ein Mann an Sex?

Eine Reihe wissenschaftlicher Studien beweist: Männer denken häufiger an Sex als Frauen. Im Schnitt alle halbe Stunde. Dann läuft in seinem Kopf-Kino wieder ein Porno: Mal schmutzig, mal soft, oft nur ein Gedankenblitz mit explizitem Inhalt. Frauen hingegen denken deutlich seltener an »das Eine«, etwa ein Mal pro Stunde fluten erotische Inhalte ihre Gedankenwelt. Dafür denkt »Sie« häufiger ans Essen, wie eine weitere Studie belegt! Erklärungsversuch der Experten: Was Sex betrifft, stehen Männer unter einem stärkeren hormonellen Einfluss. Ihre Hoden produzieren täglich Millionen von Spermien, sie sind damit allzeit bereit. Frauen sind nur ein Mal pro Monat für ein paar Tage fruchtbar und dann erwiesenermaßen sexuell leichter erregbar. In der übrigen Zeit stehen sie eher auf Verlockungen kulinarischer Art.

Wie sollen wir ihn nennen?

Für kein anderes »Objekt« kursieren so viele Synonyme wie für den Penis.

Hier eine kleine Auswahl:

1. Aal
2. Anaconda
3. Ast
4. Baum
5. Big Ben
6. Bohrer
7. Bolzen
8. Dickmann
9. Ding
10. Dirty Harry
11. Dödel
12. Dong
13. Dübel
14. Excalibur
15. Fahnenstange
16. Fleischrakete
17. Flöte
18. Flutschfinger
19. Freudenschleuder
20. Freudenspender
21. Garniertüte
22. Gemächt
23. Gerät
24. Glückspilz
25. Gürkchen, Gurki
26. Hartmann
27. Heizstab
28. Hobel
29. Hosenwurm

30. Joystick
31. Kasperle
32. Knecht
33. Knochen
34. Kolben
35. Korken
36. Lanze
37. Latte
38. Lasche
39. Lollypop
40. Lümmel
41. Lurch oder Lurchi
42. Lustfinger
43. Lustrüssel
44. Lustspritze
45. Lutscher
46. Mast
47. Master of Desaster
48. Mösenstecker
49. Muschelöffner
50. Nille
51. Nudel
52. Penis
53. Pillermann
54. Pimmel
55. Pinsel
56. Pint
57. Pleuel
58. Prinzenrolle
59. Prügel
60. Rakete
61. Raupe Nimmersatt
62. Riemen

63. Ritzenhobel
64. Röhrling
65. Rohr (Rohr verlegen)
66. Rohrnudel
67. Rüssel
68. Rute
69. Saftbohrer
70. Salami
71. Samenspender
72. Schaft
73. Schlauch
74. Schniedel, Schniedelwutz
75. Schnurzel
76. Schwanz
77. Schwengel
78. Spargel
79. Spaßwürstchen
80. Speedy Gonzales
81. Ständer
82. Stange (Stangenfieber)
83. Stemmeisen
84. Stengel
85. Stinkmorchel
86. Stöpsel
87. Stoßstange
88. Tauchsieder
89. Tülle
90. Tüte
91. Willy (free Willy)
92. Wünschelrute
93. Wurm
94. Wurzel
95. Zagel

96. Zapfen
97. Zauberflöte
98. Zauberstab
99. Zipfel
100. Zitteraal

Und was sagen unsere europäischen Nachbarn dazu?

In English: Cock, Dick, Johnson, Prick, Schlong, Wiener
En Français: Bite, Pitoune, Verge, Zob
In Italiano: Cazzo, Fallo, Minchia, Pene, Pisello
En Español: Falo, Pene, Pija, Rabo
In het Nederlands: Paal, Piemel, Roede, Staafmixer
På Svensk (auf Schwedisch): Balle, Kuk, Snorre, Petterniklas, Pillesnopp
Suomeksi (auf Finnisch): Elin, Pippeli, Pyrstö, Siitin
Po Russki: Cher, Chobot, Chuj, Chwost
På Dansk: Diller, Kanon, Rumsterstang, Stang, Tissemand

Ode an den Penis

Lieber Penis, du Wunder der Natur! Mal bist du weich und sanft, dann wieder fest und hart, mal klein und schrumpelig, dann wieder groß und glatt. Dir wohnt ein unstillbares Bedürfnis nach Nähe inne. Du liebst die Berührung und lechzt nach Streicheleinheiten, gibst dich gern anschmiegsam und sensibel und drängelst dich am liebsten überall dazwischen – du bist ein echtes Kuscheltier. Doch du bist auch schüchtern und verletzlich. In der Öffentlichkeit zeigst du dich gar nicht gern und bist ein bisschen empfindlich. Vor allem, wenn über dich gesprochen oder gar gescherzt wird. Auch scheust du den Vergleich mit deinesgleichen und neigst zum Minderwertigkeitskomplex. Um so größer die Ehre, wenn du dich einer geliebten Person ganz ungeschützt zeigst, dem neugierigen Blick standhältst.

Wird dein Werben schließlich erhört, wirfst du dich mächtig in die Brust, zeigst dich stark und fordernd und gerätst vor lauter Begeisterung schnell in Ekstase. Dann wirst du zum Gradmesser der Gesundheit, gibst dich agil und leistungsfähig. Du zeigst nicht nur Freude, sondern bereitest sie auch, bist geradezu mitreißend und stürmisch in deiner Verzückung. Dich dann zu spüren ist aufregend und befriedigend zugleich. Nur mit der Ausdauer hapert es manchmal. Kaum bist du so richtig in Fahrt, schon übermannt dich die Lust und du kommst – stets in Begleitung deiner besten Freunde, den Zwillingen. Kaum hast du dein Pulver verschossen, wirst du lammfromm, trollst dich und braucht deine Ruhe. Du bist ganz wundervoll!

Eine anonyme Verehrerin

Wichtigste Quellen

S. 33: *Penisgröße und zum Umfang*
King's College, London: Am I normal? A systematic review and construction of nomograms for flaccid and erect penis length and circumference in up to 15.521 men; 2015.

S. 35: *What is Good Cooking Penis?*
How Women prate the penile appearance of men with surgically correcte & hypospadias, 2015

S. 36 ff.: *Was Frauen wollen*
Studie der University of California, 2017.

S. 40: *Wie die Nase des Mannes, so sein Johannes?*
Asian Journal of Andrology.

S. 64 f.: *Westliche Männer bald unfruchtbar?*
The diagnosis of male infertility: an analysis of the evidence to support the development of global WHO guidance. Christopher L R Barratt, Reproduction Update, Volume 23, Issue 6, 1 November 2017.

S. 69: *Sperma als Antidepressivum*
Archives of Sexual Behavior, August 2012.

S. 75 f.: *Kleine Entwicklungsgeschichte des Testosterons*
Studie aus Jamaika 2012 oder 2013.

S. 77: *Testosteron macht doof*
Single dose testosterone administration impairs cognitive reflection in men. Nave, Gideon and Nadler, Amos and Zava, David and Camerer, Colin (2017).

S. 78: *Spielball weiblicher Sexuallockstoffe*
Evolutionary Psychological Science, September 2016: Duration of Cunnilingus Predicts Estimated Ejaculate Volume in Humans: a Content Analysis of Pornography und Grammer et al.

S. 102 f.: *Quantität ist nicht gleich Qualität*
Institut für Männergesundheit in Hamburg und Universität von Queensland in Australien.

S. 110: *Was ihr gefällt*
Frank Sommer, Institut für Männergesundheit am Universitätsklinikum Hamburg-Eppendorf.

S. 110: *Entdecke die Möglichkeiten!*
Archives of Sexual Behavior.

S. 120: *Auch Tiere tun es*
Sexualforschung an der Universität Hamburg unter 12 000 Studenten.

S. 136: *Wer treibt's öfter? Sex im internationalen Vergleich*
Sexual Wellbeing Global Survey.

S. 137: *Lass dich bekehren: Die häufigste Sex-Position*
Repräsentative Befragung YouGov Omnibus auf Basis von 1303 Personen im März 2016.

S. 147: *Statistik der häufigsten Verhütungsmethoden und ihrer Sicherheit nach dem Pearl-Index*
Repräsentativbefragung der Bundeszentrale für gesundheitliche Aufklärung.

S. 172: *Hart aber fair: Eine leicht anzuwendende Methode zur Ermittlung des Härtegrades einer Erektion ist der Erection Hardness Score*
J. Goldstein, et al., 1998.

S. 173: *Harte Fakten: Die erektile Dysfunktion nimmt mit dem Alter zu*
Kölner Erfassungsbogen zur erektilen Dysfunktion, 1998.

S. 174: *Probiotika verbessern Spermienqualität*
The association of a probiotic with a prebiotic (Flortec, Bracco) to improve the quality/quantity of spermatozoa in infertile patients with idiopathic oligoasthenoteratospermia.

S. 177 f.: *Wunderwaffe Vitamin D*
Universität Graz und Bochum, 2010.

S. 190: *Vorsicht bei One-Night-Stands und neuen Partnern*
STADA Gesundheitsreport 2017.

S. 197: *Krebs durch Oralverkehr?*
Original Investigation, May 2016, Associations of Oral α-, β-, and γ-Human Papillomavirus Types With Risk of Incident Head and Neck Cancer.

S. 198: *Verletzungen durch Masturbation*
YouGov 2016.

S. 206: *Beschneidung*
Frisch M, Lindholm M, Grønbæk M (June 2011). »Male circumcision and sexual function in men and women: a survey-based, cross-sectional study in Denmark« und O'Hara K, O'Hara J. »The effect of male circumcision on the sexual enjoyment of the female partner. BJU Int 1999 und Center for Disease Control and Prevention« Atlanta, 2008.

S. 219: *Bitte Platz nehmen*
Urinating Standing versus Sitting: Position Is of Influence in Men with Prostate Enlargement. A Systematic Review and Meta-Analysis, Ype de Jong, Johannes Henricus Francisca Maria Pinckaers, Robin Marco ten Brinck, Augustinus Aizo Beent Lycklama à Nijeholt, Olaf Matthijs Dekkers, Universität Leiden, 2014.

S. 222: *Sattelimpotenz*
Frank Sommer, Professor für Männergesundheit am Uniklinikum Hamburg.

Sachregister